ACE 건강사정 Workbook

Health Assessment Workbook

군자출판사

ACE 건강사정 Workbook

ACE Health Assessment Workbook

첫째판 1쇄 인쇄 | 2005년 2월 19일
첫째판 1쇄 발행 | 2005년 3월 2일
둘째판 1쇄 발행 | 2008년 9월 1일
셋째판 1쇄 발행 | 2011년 3월 7일
셋째판 2쇄 발행 | 2012년 8월 27일
셋째판 3쇄 발행 | 2015년 8월 25일

지 은 이 김금순 · 임난영 · 서순림 · 김종임 · 한혜숙 · 권소희
발 행 인 장주연
편집디자인 김희진
표지디자인 이지선
발 행 처 군자출판사
등록 제 4-139호(1991. 6. 24)
본사 (110-717) 서울특별시 종로구 창경궁로 117 (인의동 112-1)동원회관 BD 6층
전화 (02) 762-9194/5 팩스 (02) 764-0209
홈페이지 | www.koonja.co.kr

ISBN 978-89-6278-361-2

정가 15,000원

ACE 저자소개

김금순	서울대학교 간호대학 교수
임난영	한양대학교 간호학과 교수
서순림	경북대학교 간호대학 교수
김종임	충남대학교 간호대학 교수
한혜숙	충주대학교 간호학과 교수
권소희	경북대학교 간호대학 교수

ACE 머리말

건강사정은 대상자로부터 수집된 간호력과 신체검진을 기반으로 대상자의 기능적 능력에 대한 기초를 제공하며, 간호진단 및 간호계획을 수립하고 간호중재를 선정하는데 필수적인 도구입니다.

본 교재는 건강사정술에 대한 지식과 기술을 익히고 스스로 평가할 수 있도록 하기 위해 마련되었습니다. 총 16장으로 구성되었으며, 각 장마다 사전학습과 실습보고서 및 연습문제로 구성되어 있습니다.

사전학습은 건강사정에 기초가 되는 구조와 기능 지식을 신체검진실습 전에 스스로 점검하도록 하였으며, 실습보고서는 실제 및 가상의 대상자에게 건강력을 비롯하여 네가지 신체검진 기술을 적용하여 검진결과를 기록하는 기술을 익히고, 대상자에게서 수집한 자료를 근거로 간호과정을 적용하여 보도록 하였습니다. 또한, 연습문제는 건강사정술에 대한 지식을 자가평가하도록 하여 건강사정술에 대한 이론적 지식과 기술 습득을 다져서 임상실무에 적용할 수 있는 기반 지식을 습득하고 적용하도록 하였습니다.

건강사정교과목은 간호대학부터 대학원과정까지 꼭 익혀야 하는 필수실습영역이므로 본 실습지침서는 간호대학 학생, 임상간호사 및 대학원 학생까지 기법을 익히고 지식을 습득하는데 큰 도움이 될 것으로 기대합니다.

본 교재가 실습교재로 많은 도움이 되기를 진심으로 바라며, 실습지침서로 활용하면서 관심어린 충고와 조언을 부탁드립니다. 끝으로 본 교재의 출판을 맡아주신 군자출판사 임직원 여러분께 깊은 감사를 드립니다.

2011년 3월

저자일동

ACE 목차

CHAPTER 1 건강력

사전학습

사례:

53세의 김씨는 서울에서 태어나 인천에서 대부분을 살았다. 그는 딸을 만나기 위해 미국에 한 번 다녀온 경험이 있으나 그 외에는 주로 한국에 있었다. 그는 가전제품 회사의 경리과에 30년 동안 근무하였으며 부인과는 심장병으로 작년에 사별하였다. 집은 인천 변두리에 있는 서민아파트로 엘리베이터가 없는 5층에 살고 있어, 45계단을 걸어 올라가야만 했다. 그는 부인이 사망한 후 사회활동에 많은 흥미를 잃었다고 한다.

과거 병력으로는 25세에 충수돌기 파열로 충수돌기 절제 수술을 받고, 36세에 담낭절제술을 받았다. 어린 시절에 홍역과 이하선염 및 수두를 앓았으며, 31세에는 낙상으로 팔목골절을 당한 적도 있다. 44세 때에는 심한 상복부 통증이 간헐적으로 있었는데 등쪽으로 둔한 통증이 뻗는 것 같다고 하였다. 그때 통증 이외에는 다른 증상은 동반되지 않았다. 그 당시 간 스캔(liver scan)과 간염검사를 받았고 상부위장관 방사선사진도 찍었으나 모두 정상이었다. 예방주사는 맞은 적이 있으나, 언제인지 기억하지 못하였으며 특별한 알레르기는 없었다. 가족력으로는 외할머니가 78세에 신부전증으로 사망하였고, 외할아버지는 80세에 심장질환으로 사망하였다. 친할머니와 할아버지도 모두 사망하였는데 원인은 잘 모르고 있었다. 어머니는 현재 75세로 생존해 있으며 25년 전에 장암수술을 받은 적이 있고, 아버지는 80세에 교통사고로 사망하였다. 김씨는 술과 담배는 전혀 하지 않으며, 어떤 종류의 약물도 현재 복용하고 있지는 않다. 현재 호소하는 주증상은 초가을에 빈번하게 나타나는 얕은 기침이다.

1. 면담을 위해 간호사가 어떤 준비를 해야 하는지 기술하시오(환경, 의사소통술, 시기 등을 모두 포함).

R4 2~5쪽 참조

2. 위의 사례를 읽고 다음 영역의 정보를 기술하시오. 그리고 그런 정보 수집이 왜 중요한지 설명하시오.

1) 주호소 ____________________

2) 사회력 ____________________

3) 경제력 ____________________

4) 과거력 ____________________

5) 가족력 ____________________

R4 5~9쪽 참조

3. 대상자의 주호소를 기록하는 가장 좋은 방법을 설명하시오.

R4 7~8쪽 참조

4. 위의 사례에서 김씨가 앓았던 통증에 관해 간호사가 수집한 정보에 관해 기술하시오.
(기간, 발병시기, 특성, 동반된 징후, 부위 등을 포함)

R4 8쪽 참조

5. 효과적인 의사소통기술 9가지를 요약하여 설명하시오.

R4 3~5쪽 참조

6. 개방형 질문과 폐쇄형 질문을 비교하고 각각의 목적을 설명하시오.

R4 3~4쪽 참조

7. 비언어적 의사소통 전략을 설명하시오.

R4 3쪽 참조

8. 대상자의 징후를 평가하기 위해 면담동안에 조직화된 방법으로 특정한 질문을 계획해야 한다. 다음 정보의 종류와 질문을 적절하게 연결하여 보시오.

① 발병일자	a) "징후가 갑작스러웠나요, 점차적으로 있었나요?"
② 발병특성	b) "당신이 무엇을 하고 있을 때 징후가 나타났나요?"
③ 유발 및 촉진요인	c) "처음으로 이 징후를 경험한 때는 언제인가요?"
	d) "이 징후가 나타나기 전에 다른 증상은 없었나요?"
	e) "이 징후가 시작된 때는 언제인가요?"

R3 6~9쪽 참조

9. 간호사는 대상자의 징후에 대해 6가지 정보를 얻기 위해 질문을 해야 한다. 즉, 특성 및 부위와 방사(통증인 경우), 시기, 심각도, 촉진 요인, 악화요인이다. 아래의 기술에 의해 주어진 정보의 종류를 규명하시오.

__________ 흉통이 하루 2번 있다. 발병은 대개 식사 직후이다.

__________ 상처배액이 끈끈하고 노랗고 냄새가 난다.

__________ 계단을 오를 때마다 호흡곤란이 나타난다.

__________ 심한 두통과 함께 오심이 있다.

__________ 상복부 병소를 지적한다.

__________ 손가락의 통증때문에 우유팩을 열거나 옷을 입을 수가 없다.

R4 8쪽 참조

10. 간호사가 대상자의 기침에 대해 더 물어야 할 내용이 무엇인지 논의하시오.

R4 13쪽 참조

11. 간호사는 대상자와 면담을 마친 후에 신체사정을 하였다. 신체사정 동안 대상자를 이완시키기 위해 어떻게 할 수 있는지를 기술하시오.

R4 2쪽 참조

12. 다음의 각각에 대해 주관적 자료는 ①, 객관적 자료는 ②로 표시하시오.

어깨 통증 호소 (　　　) 무의식 (　　　) 혈뇨 (　　　) 가족의 이사 (　　　)
현기증 (　　　) 인후통 (　　　) 이통 (　　　) 체중 증가 (　　　)

R4 1쪽 참조

13. 면담동안 통역자를 이용할 때의 고려할 점은 무엇인지 설명하시오.

R4 2쪽 참조

Exercises 연습문제

01. 유도질문이 솔직하지 않거나 정확하지 않은 답변을 하도록 하는 이유는?

① 짧거나 막연한 답변을 조장하므로
② 대상자가 소유하지 못한 교육수준을 요구하므로
③ 면담자가 기대하는 답변을 하도록 대상자를 자극하므로
④ 면담자의 심리상태를 무시하게 되므로
⑤ 대상자의 사생활을 침해하게 되므로

• 유도질문은 면담자가 기대하는 답변을 하도록 대상자를 자극한다.

02. 대상자에게 건강력을 얻을 때 첫번째로 무엇을 질문해야 하는가?

① 일대기적 자료
② 병원을 찾은 이유
③ 건강보험의 대상범위
④ 대상자의 병식
⑤ 대상자의 심리사회력

• 첫번째로 일대기적 자료를 수집한다. 그렇지 않으면 대상자 병력에 얽매어 있어야 하고 기본적인 질문을 잊어버리게 된다.

03. 신경계의 기능을 사정하고자 한다. 서로 맞게 연결된 것은?

① 존중한다는 것을 보여주려고
② 주제를 바꾸기 위하여
③ 대상자가 말하는 것을 계속하도록 격려하기 위하여
④ 대상자의 의견에 동의하지 않음을 보여주기 위하여
⑤ 대상자로부터 좀 더 자세한 정보를 얻기 위하여

• 침묵은 대상자가 생각을 모으도록 하고 질문에 계속해서 답변하도록 도와준다.

▶정답 1③, 2①, 3③

04. 자료 수집시 주관적 자료에 속하는 것은?

① 대상자의 언어적인 설명
② 대상자 행동에 대한 관찰
③ 대상자의 기록
④ 대상자의 활력징후
⑤ 대상자의 x-ray 결과

• 대상자 자신의 언어로부터 얻는 자료는 주관적인 자료이다.

05. 다음의 질문 중 개방형 질문으로 적당한 것은?

① 통증이 밤에도 지속되나요?
② 심장수술을 받은 적이 있습니까?
③ 자주 두통을 겪고 있나요?
④ 통증이 어떤지 설명해 보시겠어요?
⑤ 전에 입원한 적이 있나요?

• 개방형 질문은 대상자가 느낌, 의견 또는 생각을 표현할 것을 요구한다. 이는 간단한 예, 아니오 질문보다 많은 것을 이끌어 낸다.

06. "당신을 정확하게 이해했다면, 당신은...라고 말했다." 는 어떤 면담술의 예인가?

① 명료화
② 확인
③ 반영
④ 요약
⑤ 검토

• 이 표현은 확인의 한 예로, 대상자나 면담자가 가질 수 있는 오해를 명확하게 하도록 돕는 면담술이다.

07. 간호사가 사정을 위한 정보를 수집할 때 가장 먼저 최선의 선택은 어느 것인가?

① 간호계획
② 의사
③ 대상자
④ 가족
⑤ 간호진단

• 정보수집은 대상자로부터 얻는 것이 가장 정확하며, 이것이 불가능할 때 가족 등을 통해 얻게 된다.

▶정답 4①, 5④, 6②, 7③

08. 대상자의 주호소를 기록하는 가장 좋은 방법은 무엇인가?

① 간호 용어를 이용한다.
② 객관적 자료만을 적는다.
③ 대상자 자신의 말을 사용한다.
④ 경과기록지에 그것을 기록한다.
⑤ 면담결과에 대한 종합적인 판단을 기록한다.

• 대상자의 주호소는 대상자 자신의 말을 그대로 인용하는 것이 가장 정확하다.

09. 정규 신체사정 시 간호사는 다음 중 어느 부위를 가장 먼저 사정해야 하는가?

① 흉부
② 걸음걸이
③ 머리
④ 복부
⑤ 정신상태

• 신체사정은 머리부터 발끝의 체계적인 순서로 진행한다.

10. 건강력 조사 시 발작이 있었는지, 또는 경련이나 무감각 등을 경험했는지를 조사하는 것은 어느 기능을 검사하기 위함인가?

① 심장
② 위
③ 배뇨
④ 뇌기능
⑤ 내분비기능

• 발작, 경련, 무감각, 따끔거림, 상실감 등의 경험을 묻는 것은 뇌기능 검사이다.

11. 중독성 약물을 사용해 왔다고 진술하는 18세 된 대상자를 사정할 때 가장 적절한 간호사의 질문은 무엇인가?

① "어떤 방법으로 약물을 손에 넣게 되었나요?"
② "어떤 약물을 사용하고 있나요?"
③ "고용주가 이 사실을 알고 있나요?"
④ "얼마나 자주 사용하였나요?"
⑤ "가장 많이 사용했을때의 용량은 얼마였나요?"

• 대상자에게 약물중독의 병력이 있을 때는 사용하는 약물의 종류 뿐만 아니라 금단행동의 위험성까지 함께 사정하는 것이 중요하다.

▶정답 8③, 9③, 10④, 11②

12. 간호사로서 대상자의 근심, 불안, 괴로움 등 심리적 간호문제를 정확하게 파악하는 데 있어서 가장 중요한 것은?

① 관찰
② 대상자와의 면담
③ 간호기록지
④ 치료계획서
⑤ 보호자와의 면담

• 대상자의 심리적 간호문제를 정확하게 파악하기 위해서는 대상자 자신과의 면담이 필요하다.

13. 다음은 간호사와 대상자와의 대인관계를 이루는 의사소통이다. 맞는 것은?

가. 재질문이나 반복적인 대화를 하는 것은 효과적인 방법이다.
나. 대상자의 언어적, 비언어적 대화의 실마리를 찾고, 감정에 반응도 한다.
다. 상대방과 정면으로 마주보며 눈맞춤을 유지한다.
라. 대상자와 간호사의 대화의 양은 동일하여 균형을 이룬다.

① 가, 나, 다　　② 가, 다　　③ 나, 라
④ 라　　⑤ 가, 나, 다, 라

• 대상자로 하여금 자유로히 말문을 열 수 있도록 신뢰로운 관계를 유지하는 것이 중요하다.

14. 의사소통에 영향을 미치는 요인을 바르게 설명한 것은?

가. 의사소통은 행동, 얼굴표정, 자세, 접촉, 부호 등 비언어적으로 가능하다.
나. 언제라도 정확한 내용만 주어지면 성공적이 될 수 있다.
다. 수신자가 이해할 수 있는 메시지를 주어야 한다.
라. 기록에 의한 의사전달이 가장 효과적이다.

① 가, 나, 다　　② 가, 다　　③ 나, 라
④ 라　　⑤ 가, 나, 다, 라

• 의사소통은 내용도 중요하지만, 과정도 중요하며 가능한 한 여러 경로를 이용하는 것이 효과적이다.

15. 비언어적 의사소통(nonverbal communication)에 대한 설명 중 적당치 않은 것은?

① 얼굴표정은 대표적인 비언어적 의사소통이다.
② 신체적 접촉은 간호의 본질적 요소로서 문화적 배경이나 성별, 연령에 관계없이 매우 중요한 의사소통법이다.
③ 접촉의 의미 해석에는 약 50% 정도의 차이가 생길 수 있다.
④ 있는 그대로를 정확하게 표현하고 있기 때문에 언어적 의사소통보다 더 중요하다.
⑤ 옷차림, 자세 등은 비언어적 의사소통이다.

• 신체적 접촉은 문화적 배경, 성별, 연령에 의해 영향을 받으므로 주의 깊게 사용해야 한다.

▶정답 12②, 13①, 14②, 15②

16. 다음은 효율적인 의사소통에 관한 사항이다. 이 중 옳은 것은?

가. 필요시 몸짓, 손짓, 표정, 접촉 등으로 할 수 있다.
나. 표현된 전달내용은 상대방의 주의력을 끌어야 한다.
다. 대상자에게 전문 용어, 약어 등을 사용하지 않는다.
라. 상대방 반응의 진정한 의미를 알아내기 위해서 확인하는 것이 중요하다.

① 가, 나, 다 ② 가, 다 ③ 나, 라
④ 라 ⑤ 가, 나, 다, 라

• 효율적인 의사소통은 비언어적 의사소통을 이용하며 전문용어, 약어 등을 사용하지 않고 확인 등의 과정이 필요하다.

17. 김씨가 간호사에게 "모든 사람들이 나를 무시해요"라고 말했을 때 간호사가 "당신을 무시하나요?"라고 반응한다면, 이는 어떤 의사소통 기법을 이용한 것인가?

① 명료화
② 확인
③ 반영
④ 요약
⑤ 격려

• 반영은 대상자가 말한 것을 되풀이하는 것으로 좀 더 자세한 정보를 얻을 수 있도록 한다.

18. 청소년의 발달수준을 고려할 때 모든 면담기술이 다 사용될 수는 없다. 다음 중 피해야 할 면담기술은 무엇인가?

가. 명료화
나. 침묵
다. 감정이입
라. 반영

① 가, 나, 다 ② 가, 다 ③ 나, 라
④ 라 ⑤ 가, 나, 다, 라

• 청소년들과의 면담동안 침묵이나 반영을 잘못 사용하면 오히려 불편함을 주어 중요한 정보를 얻기 어렵다.

19. 의무기록에 다음과 같은 기록이 쓰여 있었다. 대상자가 "나는 약 1주일 동안 감기를 앓았어요. 그리고 지금은 숨쉬기가 곤란해요."라고 말하였다. 이것은 다음 중 어떤 예인가?

① 과거력
② 전반적인 검토
③ 기능사정
④ 주호소
⑤ 병력

• 병원을 찾게된 이유 즉 주호소는 오해를 피하기 위해 대상자가 말한 그대로 인용부호를 사용하여 기록한다.

▶정답 16⑤, 17③, 18③, 19④

CHAPTER 2

기본 신체검진 기법

사전학습

1. 체온이 섭씨로 37℃이다. 화씨로는 몇 도인지 적으시오.

R4 23쪽 참조

2. 호흡은 화학적 및 신경학적 조절을 받지만 의식적 조절도 받는다.
   호흡을 정확하게 측정하는 방법은 무엇인지 기술하시오.

R4 24~25쪽 참조

3. 맥박을 사정할 때 고려해야 할 4가지 요인을 설명하시오.

R4 23~24쪽, R5 400~402쪽 참조

4. 심맥관계 사정의 일부로 간호사는 김씨의 심첨맥박을 검진하였다.

1) 심첨맥박을 검진하기 위해 어느 부위의 흉부를 청진하는가?

2) 맥박결손이란 무엇인가?

3) 맥박결손을 알기 위한 방법을 설명하시오.

R4 24쪽 참조

5. 대상자가 활력징후 사정의 결과에 대해 물어올 때 적절한 반응에 대해 설명하시오.

R4 21쪽 참조

6. 휴식시와 운동시의 맥박 수와 강도를 비교하여 설명하시오.

R5 401쪽 참조

7. 경동맥은 목에서 촉지되는 동맥이다.

1) 대상자의 경동맥을 촉진할 때 간호사가 주의해야 할 점 두 가지를 설명하시오.

2) 경동맥잡음(carotid bruit)이 있는지를 어떻게 사정하는지 설명하시오.

R4 24쪽 참조

8. 심첨맥박과 더불어 다른 맥박도 사정하였다. 그림을 보고 요골동맥, 상완동맥, 족배동맥, 후경골동맥, 경동맥 및 대퇴부 동맥 부위를 표시하시오.

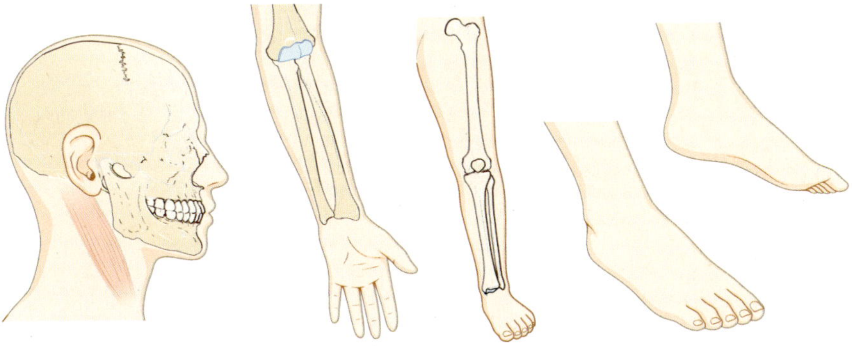

R4 23쪽 참조

9. 간호사는 김씨가 눕거나 섰을 때 양 팔에서 혈압을 측정하였다. 이렇게 서로 다른 혈압을 측정하는 이유를 설명하시오.

R4 25~26쪽 참조

10. 영아의 머리둘레와 가슴둘레를 측정하는 방법을 기술하시오.

R4 22쪽 참조

11. 혈압에 영향을 주는 요인에 대하여 기술하시오.

R4 25쪽 참조

12. 혈압측정 동안 Korotkoff sound의 Ⅰ, Ⅳ, Ⅴ음의 특징을 설명하시오.

R4 26쪽 참조

13. 20세의 건강한 성인의 구강체온, 맥박, 호흡, 혈압의 범위를 기술하시오.

R4 23~25쪽 참조

Exercises

연습문제

01. 신체사정 순서에서 첫번째로 사용할 기술은 무엇인가?

① 촉진
② 청진
③ 시진
④ 타진
⑤ 후진

• 각 신체 계통 사정은 시진으로 시작한다. 가장 흔하게 사용되며, 다른 어느 기술보다 더 잘 발견할 수 있다.

02. 복부 촉진시 촉진을 시작하는 방법은 무엇인가?

① 가볍게
② 힘있게
③ 깊게
④ 얕게
⑤ 넓게

• 가벼운 촉진법은 표면 특성을 발견하기 위해 항상 처음에 사용한다.

03. 가슴에 체모가 있는 남성의 폐를 청진할 때 사용되는 방법은 무엇인가?

① 가슴을 먼저 면도한다.
② 체모를 가볍게 적신다.
③ 종형 대신 판막형을 사용한다.
④ 판막형 대신 종형을 사용한다.
⑤ 그대로 청진한다.

• 가슴의 체모에 의해 야기되는 마찰은 비정상적인 호흡음과 유사하므로, 마찰을 방지하기 위해 체모를 약간 적신다.

▶정답 1③, 2①, 3②

04. 맥박결손은 어느 것의 차이를 측정한 것인가?

① 이완기압과 심박동수
② 심첨맥박과 요골맥박
③ 수축기압과 이완기압
④ 수축기압과 심박동수
⑤ 심첨맥박과 심박동수

• 맥박결손은 심첨맥박과 요골맥박 수의 차이다. 이것은 말초순환내로 충분한 혈액을 분출하려는 심장수축력 각각에 대한 간접적인 평가를 제공한다.

05. 타진동안 편평음을 들었다면, 이 소리의 근원과 가장 유사한 것은?

① 정상조직
② 폐기종이 있는 폐
③ 근육
④ 위
⑤ 심장

• 편평음은 밀도가 높은 근육과 뼈같은 조직위에서 가장 흔하게 들린다.

06. 위를 타진할 때 다음 중 어떤 음이 들리는가?

① 공명음
② 과도공명음
③ 둔탁음
④ 고장음
⑤ 편평음

• 고(장)음은 북소리와 비슷하며, 위나 부풀린 뺨에서 들리는 음이다.

07. 경동맥 촉진 시 알아야 할 사항은 무엇인가?

① 좌위에서 검사한다.
② 물을 마시도록 하여 검사한다.
③ 많은 압력을 주지 않도록 주의한다.
④ 대상자가 자고 있을 때 검사한다.
⑤ 앙와위에서 검사한다.

• 경동맥 촉진시에는 한 번에 한 쪽씩 검사하며, 많은 압력을 주지 않도록 한다.

▶정답 4②, 5③, 6④, 7③

08. 다음 중 발에서 촉지되는 동맥은 무엇인가?

① 상완동맥과 요골동맥
② 대퇴동맥과 경동맥
③ 경동맥과 슬와동맥
④ 족배동맥과 후경골동맥
⑤ 상완동맥과 척골동맥

• 발에서 촉지되는 동맥은 족배동맥과 후경골동맥이고, 무릎 뒤에서는 슬와동맥이 촉지된다.

09. 맥박의 척도 중 정상맥박을 의미하는 것은 무엇인가?

① 0　② +1　③ +2
④ +3　⑤ +4

• 정상맥박은 +2이며 +1은 가늘고 약한 맥박이다.

10. 다음 중 심혈관계 응급상황에서 촉지해야 할 맥박은 무엇인가?

① 요골맥박
② 대퇴맥박
③ 슬와맥박
④ 상완맥박
⑤ 족배맥박

• 심혈관계 응급상황에서는 대퇴맥박이 촉지되는지를 확인한다.

11. 혈압의 정의로 가장 알맞는 것은 무엇인가?

① 폐동맥의 저항력이다.
② 혈관벽에 저항하는 압력이다.
③ 말초혈관의 저항력이다.
④ 심장에서 박출하는 혈액의 양이다.
⑤ 체내를 순환하고 있는 혈액의 용적이다.

• 혈압은 혈관벽을 향하여 혈액이 내는 힘을 말한다.

12. 혈압에 관한 설명으로 옳은 것은?

가. 혈압이란 단위면적에 대해 혈액을 밖으로 밀어내는 힘을 말한다.
나. 혈압은 동맥에서 가장 높고 정맥에서 가장 낮다.
다. 심실수축기의 대동맥 압력이 수축기압이다.
라. 혈압은 동맥에만 존재한다.

① 가, 나, 다　② 가, 다　③ 나, 라
④ 라　⑤ 가, 나, 다, 라

• 혈압은 정맥에도 존재하며, 경정맥압이 3cm 이상 높은 것은 심장질환의 주요 징후이다.

▶정답 8④, 9③, 10②, 11②, 12①

13. 혈압이 가장 낮은 경우는 어느 시기인가?

① 영아 ② 유아 ③ 청소년
④ 성인 ⑤ 노인

• 출생 시 영아의 혈압은 수축압이 60~80mmHg로 성장하면서 혈압은 상승된다.

14. 맥박수는 무엇을 측정하는 것인가?

① 1분간의 심장수축기 잡음
② 1분간의 심장확장기 횟수
③ 1분간의 심장주기 횟수
④ 1분간의 판막이 닫히는 횟수
⑤ 1분간의 심음 횟수

• 맥박은 심장의 일박동량을 뿜어낼 때 마다 동맥혈관에서 발생하는 맥파이다.

15. 심첨맥박과 요골맥박에 대한 설명으로 옳은 것은?

가. 요골동맥의 맥박을 측정한 후 심첨부위의 맥박을 측정한다.
나. 요골맥박과 심첨맥박의 수가 동일한 것을 맥박결손이라 한다.
다. 건강인의 경우 요골맥박수가 심첨맥박수 보다 더 많다.
라. 맥박결손은 말초동맥계와 심장의 상태를 사정하는 좌표 중의 하나이다.

① 가, 나, 다 ② 가, 다 ③ 나, 라
④ 라 ⑤ 가, 나, 다, 라

• 요골맥박과 심첨맥박을 동시에 측정하며, 그 수가 동일한 것이 정상이다.

16. 맥박의 진폭에 직접적인 영향을 미치는 것은 무엇인가?

① 대동맥의 근육수축강도
② 동맥의 복원력
③ 체내 혈액의 양
④ 좌심실의 수축강도
⑤ 우심실의 수축강도

• 맥박의 진폭은 매 심장수축시마다 동맥벽을 향해 분출되는 혈액량을 반영한다.

▶정답 13①, 14③, 15④, 16③

17. 다음 중 호흡에 관한 설명으로 옳은 것은?

가. 안정상태에서의 호흡은 주로 횡문근인 횡격막의 수축과 이완에 의한다.
나. 성인의 경우 호흡운동은 흉복식 호흡이다.
다. 외늑간근이 수축하면 흉곽의 전후경이 커진다.
라. 안정상태에서의 흉식호흡은 주로 내늑간근의 수축과 이완에 의한다.

① 가, 나, 다 ② 가, 다 ③ 나, 라
④ 라 ⑤ 가, 나, 다, 라

• 안정상태에서 흉식호흡은 흡기시는 횡격막과 외늑간근의 수축, 호기시는 전방복근 그리고 내늑간근의 수축이 일어난다.

18. 구강체온을 측정할 수 있는 경우는?

① 구강 및 코 수술을 한 대상자
② 호흡곤란 대상자
③ 토순을 가진 대상자
④ 설태가 낀 대상자
⑤ 6세 미만의 어린이

• 설태는 혀에 백태 등이 끼어있는 상태로 구강체온 측정은 가능하다.

19. 구강체온과 직장체온의 차이에 대한 설명으로 옳은 것은?

① 직장체온이 구강체온보다 0.6℃ 높다.
② 직장체온이 구강체온보다 0.6℃ 낮다.
③ 직장체온이 구강체온보다 1℃ 높다.
④ 직장체온이 구강체온보다 1℃ 낮다.
⑤ 직장체온과 구강체온은 차이가 없다.

• 구강체온은 직장체온에 비해 0.6℃ 낮으며, 액와체온보다는 0.6℃ 높다.

20. 다음 중 청력상실의 특성을 판단하기 위해 사용하는 기구는?

① 이경
② 비경
③ 캘리퍼스
④ 검안경
⑤ 음차

• 음의 편기나 공기전도와 골전도 비교 등을 검사하는 기구는 음차이다.

▶정답 17①, 18④, 19①, 20⑤

21. 다음은 청진기의 종형에 대한 설명이다. 맞는 것은?

가. 편평하고 얇고 유연한 표면으로 되어 있다.
나. 표면에 단단하게 밀착시켜서 듣는다.
다. 호흡음과 같은 고음의 소리를 듣는다.
라. 심음과 같은 저음의 소리를 듣는다.

① 가, 나, 다 ② 가, 다 ③ 나, 라
④ 라 ⑤ 가, 나, 다, 라

• 평편하고 얇은 표면으로 단단하게 밀착시켜 들으며, 고음의 소리를 듣는 것은 청진기의 원판형이다.

22. 당뇨성 케톤산증으로 입원한 대상자의 혈압을 측정할 때 밸브를 풀기 전에 혈압 커프를 얼마나 높게 팽창시킨 후 혈압을 측정해야 하는가?

① 요골맥박이 사라졌을 때 커프를 30mmHg 더 팽창시킨다.
② 200mmHg까지 커프를 팽창시킨다. 만약 밸브를 풀자마자 맥박음이 바로 들리면 220mmHg까지 팽창시킨다.
③ 혈압계 눈금이 움직임을 멈출 때까지 팽창시킨다.
④ 대상자에게 평소 혈압을 물어서 그 지점까지 팽창시킨다.
⑤ 대상자에게 평소 혈압을 물어서 그 지점에서 30mmHg 더 팽창시킨다.

• 적절하게 커프를 팽창시키는 방법은 요골맥박을 촉진하면서 커프를 팽창시키는 것이다. 요골맥박이 사라졌을 때 커프를 30mmHg 더 팽창시킨 후 밸브를 푼다.

23. 전체적인 조사의 일부로 걸음걸이를 사정하게 되는데, 걸을 때 적절한 보폭은 어느 것인가?

① 개인의 키에 따라 다양하다.
② 팔의 길이와 동일하다.
③ 어깨 넓이 만큼 벌린다.
④ 키의 1/2이다.
⑤ 양팔을 옆으로 뻗은 상태에서 양손가락 끝까지 길이의 1/2이다.

• 보폭은 어깨 넓이 만큼 벌리는 것이 적절하다.

24. 18개월된 아기의 키를 재는 방법으로 적절한 것은?

① 테이프를 사용하여 잰다.
② 수평측정판을 이용하여 잰다.
③ 수직 측정계에 서서 잰다.
④ 양팔을 뻗은 상태에서 손가락 끝까지의 길이를 잰다.
⑤ 막대자를 이용하여 잰다.

• 2~3세까지는 굴곡되고 굽어 있으므로 누워서 머리끝에서 발꿈치 바닥까지의 키를 수평측정판을 이용하여 잰다.

▶정답 21④, 22①, 23③, 24②

CHAPTER 3 영양사정

사전학습

1. 영양사정을 위한 4가지 방법을 설명하시오.

R4 33쪽 참조

2. 대사증후군(metabolic syndrome)에 대하여 설명하시오.

R3 83쪽 참조

3. 21세의 여자 대학생인 박양의 표준체중은 52.5kg이었지만 실제체중은 55kg이었다. 박양의 체중비율을 계산하고 비만 정도를 판정하시오.

R4 37쪽 참조

4. 최씨의 영양상태를 파악하기 위하여 상박의 중간부위 둘레와 캘리퍼스를 이용하여 삼두근 피부 두께를 측정한 결과, 각각 35cm와 15mm를 나타내었다. 상박 중간부위 근육 둘레를 계산하고 열량상태를 판정하시오(최씨의 상박 중간부위 근육 둘레의 표준치는 25.3cm).

R4 39쪽 참조

5. 신장이 165cm, 체중이 60kg인 학생의 체중 비율을 계산하고, 비만도를 판정하시오.

R4 37쪽 참조

6. 위 학생의 신체질량지수(body mass index)를 계산하고, 비만도를 판정하시오.

R4 38쪽 참조

7. 영양상태에 대한 다음 신체 부위의 양호한 증상과 불량한 증상을 기술하시오.

	양호한 증상	불량한 증상
전반적 외형		
체중		
자세		
근골격		
위장관		
심혈관		
모발		
피부		
입술		
인후와 구강		
혀		
이와 잇몸		
눈		
손톱		

R4 42쪽 참조

Exercises 연습문제

01. 대상자의 상박 중간부위 둘레를 측정하는 경우는 언제인가?

① 기초영양 상태를 사정할 때
② 비정상적인 단백질 수준을 확증하고자 할 때
③ 중증의 영양장애가 의심될 때
④ 아동의 신체 발달을 사정할 때
⑤ 근력을 사정할 때

• 상박 중간부위 둘레의 측정은 중증의 영양장애가 의심될 때를 제외하고는 실시하지 않는다.

02. 혈청알부민 검사란 무엇인가?

① 체내 단백질 수준
② 알부민에 대한 단백질의 비율
③ 간의 단백질 대사능력
④ 혈액내 헤모글로빈 수준
⑤ 혈액내 콜레스테롤 수준

• 혈청내 알부민은 총 단백의 50% 이상을 차지한다. 혈청알부민은 체내 단백질 수준을 측정하는 검사이다.

03. 질소균형이란 무엇과 무엇의 차이를 말하는가?

① 질소 섭취와 저장
② 질소 섭취와 배설
③ 질소 저장과 배설
④ 단백질의 섭취와 저장
⑤ 단백질의 섭취와 배설

• 질소균형이란 질소 섭취와 배설 차이를 말한다. 공식을 사용하여 계산하며, 질소 섭취와 배설은 균형을 이루어야 한다.

▶정답 1③, 2①, 3②

04. 영양사정동안에 대상자의 혈청 트렌스페린 수준은 대상자의 무엇을 사정하는데 도움이 되는가?

① 출혈성 질환　② 폐질환　③ 심혈관 기능
④ 간 손상　⑤ 염증성 질환

• 트렌스페린은 철분을 나르는 단백질 운반체로 주로 간에서 합성된다. 트렌스페린의 감소는 간 손상으로 인한 부적절한 단백질 생성을 나타낸다.

05. 다음 중 지질의 주된 저장형태로서 초기 고지혈증 진단에 유용한 성분은 무엇인가?

① 트리글리세라이드　② 콜레스테롤　③ 유리지방산
④ 트랜스페린　⑤ 인지질

• 트리글리세라이드는 지질 저장 정도를 나타내며, 이 수준의 감소는 영양결핍 대상자에서 흔하다.

06. 다음 중 적혈구용적율 검사에 대한 설명으로 맞는 것은?

가. 전혈 내 적혈구 비율을 나타낸다.
나. 빈혈과 탈수를 진단하는데 도움이 된다.
다. 이 수준의 감소는 철분 결핍성 빈혈, 수액공급 과다를 의미한다.
라. 이 수준의 증가는 심한 탈수 또는 다혈구혈증을 의미한다.

① 가, 나, 다　② 가, 다　③ 나, 라
④ 라　⑤ 가, 나, 다, 라

• 적혈구용적율(hematocrit)은 전혈 내 적혈구비율로서 빈혈과 탈수 진단에 도움이 된다.

07. 다음 중 트랜스페린 증가가 의미하는 것은?

① 간 손상　② 신장질환　③ 급·만성 간염
④ 암　⑤ 심한 철분결핍

• 트랜스페린은 철분을 운반하는 단백질 담체로서 이 수준의 증가는 심한 철분결핍을 나타낸다.

08. 다음 중 비만에 대한 설명으로 맞는 것은?

가. 표준체중의 20% 이상을 말한다.
나. 열량섭취와 이용의 불균형으로 야기된다.
다. 영양부족상태가 될 수 있다.
라. 면역기능은 정상이다.

① 가, 나, 다　② 가, 다　③ 나, 라
④ 라　⑤ 가, 나, 다, 라

• 비만시의 면역기능은 정상이며, 영양부족상태를 유발할 수 있다.

▶정답 4④, 5①, 6⑤, 7⑤, 8⑤

09. 다음 중 입 가장자리가 갈라지는 영양장애는 어떤 영양소의 결핍 증상인가?

① 비타민 A ② 비타민 C ③ 비타민 K
④ 리보플라빈 ⑤ 니아신

- 리보플라빈 결핍은 입 가장자리의 갈라짐, 적색 결막, 출혈성 잇몸 등을 유발한다.

10. 대상자에게 복수가 차 있을 경우, 어떤 영양장애를 의심할 수 있는가?

① 단백질 결핍
② 탄수화물 결핍
③ 지방결핍
④ 탈수
⑤ 비타민 결핍

- 단백질 결핍은 복수, 가늘고 건조한 모발, 근육소모 등을 초래한다.

11. 알츠하이머 질환을 앓고 있는 72세 된 할머니가 탈수로 입원하였다. 집에서 할머니를 돌보와 왔던 딸은 대상자가 가족들이 자신에게 독을 먹이려 한다고 생각했기 때문에 모든 음식을 거부해왔다고 진술하였다. 대상자의 팔을 인체계측기로 측정한 결과 표준의 85%였다. 이 결과가 암시하는 것은?

① 열량 결핍 ② 지질 결핍 ③ 정상
④ 근육 부족 ⑤ 단백질 부족

- 인체계측기로 팔을 측정하는 것은 영양상태 사정에 도움이 된다. 표준의 90% 미만은 열량결핍을 암시한다.

12. 다음 중 노화에 따른 정상적인 변화는 어느 것인가?

① 열량요구의 증가
② 신체수분량의 증가
③ 흉부의 전후직경의 증가
④ 식욕 증가
⑤ 키의 감소

- 30대 초반부터 남·녀 모두 아주 서서히 키가 줄어드는데, 60세 이상인 노인은 골다공증 등으로 키의 감소가 더욱 두드러진다.

13. 현행 식이지침은 복합 탄수화물이 전체 칼로리 섭취량의 몇 %를 차지하도록 권장하는가?

① 20% ② 30% ③ 40%
④ 50% ⑤ 60%

- 탄수화물은 단백질과 지질대사에 필요하고 신체의 일차적 에너지원이 된다. 권장량은 전체 칼로리의 60%를 차지한다.

▶정답 9④, 10①, 11①, 12⑤, 13⑤

14. 다음의 사정 결과 중 영양위험을 나타내는 것은?

① BMI = 24
② BMI = 19
③ 체중 = 90kg
④ 혈청알부민 = 2.5g/dl
⑤ 적혈구 용적률 = 40%

• 혈청알부민은 간세포가 정상적인 기능을 하고 단백질의 구성요소인 아미노산의 적절한 공급이 있어야 하며, 감소는 영양불량시에 혈중 단백질 소실로 인해 일어날 수 있다. 정상치는 3.2~4.6g/dl 이다.

15. 요양원에 장기입원한 노인의 키를 재고자 하였으나, 혼자 설 수 없는 상태였다. 검사자는 중요한 신체계측 정보의 하나인 키를 재기 위해 어떤 방법을 사용할 수 있는가?

① 허리와 둔부둘레를 측정한다.
② 신체질량지수를 예측한다.
③ 날개 길이 방법을 사용한다.
④ 골격근의 양을 예측하기 위해 상박 중간부위 둘레를 측정한다.
⑤ 삼두근 피부두께를 측정한다.

• 장기간 누워있는 노인은 스스로 누워있어도 허리를 곧게 펼 수 없는 상태이므로 정확한 키를 측정하기 어렵다. 이 경우에는 팔을 양옆으로 뻗은 상태에서 양쪽의 가운데 손가락 끝까지의 길이를 재서 키의 근사치를 얻을 수 있다.

16. 성인에서 비만을 나타내는 신체질량지수 범위는 어느 것인가?

① 18.5 ~ 21.9
② 22.0 ~ 24.9
③ 25.0 ~ 29.9
④ 30.0 ~ 39.9
⑤ 40.0 이상

• 25.0~29.9는 정상체중이고, 그 이상은 비만을 나타낸다. 40.0 이상은 3급 비만으로 고도비만 상태이다.

17. 다음 중 질소가 배출되는 형태는?

① 글리코겐
② 요소
③ 피루브산
④ 젖산
⑤ 아미노산

• 아민기를 포함한 질소는 아미노산으로부터 제거되고, 간에서 화합물이 요소로 전환되며, 요소는 혈액을 따라 간에서 신장으로 전달되고 소변으로 배출된다.

▶정답 14④, 15③, 16④, 17②

CHAPTER 4 정신건강

사전학습

1. 간호사가 사정해야 할 내용 중 정신상태를 가장 먼저 사정한다. 다음의 정신상태를 어떻게 사정할 것인지 설명하시오.

몸치장 ______

자세 ______

언어 ______

의식상태 ______

지남력 ______

과거기억 ______

최근기억 ______

사고과정 ______

판단 ______

R4 49~50쪽 참조

2. 아래의 단어를 정의하고, 각각의 의식상태를 어떻게 알 수 있는지 예를 들어보시오.

기민 ______

혼돈 ______

정신착란 ______

혼미 ______

반혼수 ______

깊은 혼수 ______

R5 235쪽 참조

3. 노인 대상자를 선정하여 다음의 약식 정신상태 검사를 실시하고 인지기능 상태를 평가하시오.

약식 정신상태 검사

약식 정신상태 검사는 인지기능정도를 빠르면서도 간단하게 양으로 표시할 수 있으며 인지력 상실을 감별한다. 대상자의 지남력, 기억력(단기), 주의력, 계산력, 회상, 언어, 운동능력을 검사한다. 검사 각 부분은 관련된 질문과 지시를 담고 있다. 대상자가 정확한 대답을 하면 1점을 받게 된다.

검사를 위해 대상자를 조용하면서도 따뜻하고 밝은 곳에 앉게 한다. 각 질문에 귀기울이고 가능한 한 정확하게 대답하도록 대상자에게 요청한다.

검사시간을 정하지 않으며 검사결과를 바로 채점한다. 채점을 위하여 정확한 반응의 수를 더한다. 대상자는 최대 30점까지 받을 수 있다. 비록 검사가 최고, 최저의 학력 소유자를 완전히 배제하지는 못하지만 보통 24점 이하는 인지기능의 손상을 의미한다. 20점 이하는 섬망, 치매, 정신분열증 또는 정동장애 대상자에게서 일반적으로 볼 수 있으며, 정상성인이나 신경증대상자 또는 성격장애 대상자에서는 나타나지 않는다.

대상자 이름 ______________ 나 이 ______________
교 육 년 수 ______________ 조사일 ______________
검사자 이름 ______________

대상자에게 호의를 보이며 접근하고 격려한다. 질문은:

당신의 기억력에 문제가 있나요? 예( ) 아니오( )
당신의 기억력에 대해 몇 가지 질문을 드려도 될까요? 예( ) 아니오( )

항목	최고점	대상자점수
시간에 대한 지남력 질문: 올해는 몇 년이죠? ________ (1) 계절은? ________ (1) 달은? ________ (1) 날짜는? ________ (1) 요일은? ________ (1)	5	( )
장소에 대한 지남력 질문: 우리가 지금 있는 곳은? 지역 이름은? ________ (1) 구는? ________ (1) 동은? ________ (1) 주거형태는? ________ (1) 층은? ________ (1)	5	( )
기억력(단기) 다음과 같이 말한다. "주의해서 들어보세요. 나는 단어 3개를 말할 겁니다. 당신은 내가 끝난 후 말하면 됩니다. 준비됐어요? 자 그럼: 조랑말(1초 기다린다), 4분의 1(1초 기다린다), 오렌지(1초 기다린다) 자, 그럼 어떤 단어를 얘기했죠?" ________ (1) ________ (1) ________ (1) 정확하게 대답한 경우 각 1점을 준다. 만약 대상자가 정확히 대답하지 않은 경우에는 대상자가 3단어 모두를 알게될 때까지 단어를 반복한다. 시도의 횟수는 ________	3	( )
7을 연속해서 사용하는 집중력과 계산력 검사 제가 '그만' 하고 말할 때까지 100에서 7씩 계속 빼세요. 100에서 7을 빼면 뭐죠? ________ (1) 계속해서 말하세요. ________ (1) ________ (1) ________ (1) ________ (1)	5	( )

3단어 회상하기

질문: 제가 기억하라고 한 단어 3개가 뭐죠?
정확한 대답에 1점씩 준다.
_______ (1) _______ (1) _______ (1) 5 ( )

이름 말하기

질문: 이것은 뭐죠?(연필을 보여주며) _______ (1)
이것은 뭐죠?(시계를 보여주며) _______ (1) 2 ( )

반복하기

이제 나는 내가 말한 것을 당신에게 물어볼 거예요. 준비됐나요?
만약이 아니고, 그리고 또는 그러나
자, 당신이 말합니다. _______ (1) 1 ( )

이해

당신에게 무엇인가 하도록 요구할테니 잘 들어요.
이 종이를 왼손으로 잡고 반으로 접어서 바닥에 놓으세요.
_______ (1) _______ (1) _______ (1) 3 ( )

읽기

다음을 읽어주세요. 무엇인지 말하되 크게 말하지 마세요.
보여주세요. 당신의 눈을 감으세요
_______ (1) 1 ( )

쓰기

종이를 주며 "문장을 써주세요" 라고 말한다. 만약 대상자가
반응하지 않는다면 "날씨가 어떤지를 적어주세요" 라고 말한다.
_______ (1) 1 ( )

그리기

이 모양 그대로 그려주세요.

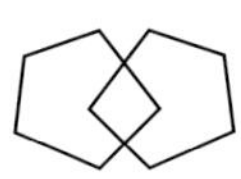

1 ( )

총 점수 _______

대상자의 의식수준을 연속체를 따라 사정한다.

각성의 — 졸리운 — 혼미한 — 혼수상태의

	예	아니오
협조적인	□	□
우울한	□	□
불안한	□	□
시력이 나쁜	□	□
청력이 나쁜	□	□
모국어	□	□

이전의 기능수준보다	예	아니오
나빠짐	□	□
치매의 가족력	□	□
두부손상	□	□
뇌졸중	□	□
알코올남용	□	□
갑상선질환	□	□

대리인의 기능
대상자가 다음의 과제를 수행한 마지막 날짜를 기록한다. 대상자가 자유롭게 수행하기 어려울때는 간호제공자에게 하도록 요청한다

	예	아니오	날짜
돈/지폐	□	□	____
투약	□	□	____
운송	□	□	____
전화	□	□	____

4. 정신상태를 사정하기 위해 사용되는 검사에 대하여 5가지 이상 설명하시오.

R4 51~52쪽 참조

5. 정신장애의 진단에서 DSM-IV에 대하여 설명하시오.

R4 53쪽 참조

6. 효과적인 건강면담지침에 대하여 설명하시오.

R4 47쪽 참조

7. B항에서 A항 설명에 맞는 것을 고르시오.

A항		B항
1)_______	정서반응의 부족	a. 우울
2)_______	정체성 상실	b. 불안
3)_______	과도한 안녕	c. 감정둔마
4)_______	근원을 모르는 위험을 예상하면서 일어나는 걱정	d. 다행증
5)_______	괴로워하며 쉽게 분출	e. 불안정성
6)_______	통제감 상실	f. 분노
7)_______	슬프고 우울하며 낙담	g. 흥분성
8)_______	정서의 빠른 변화	h. 공포
9)_______	알려진 외적 위험에 대해 걱정	i. 이인증

R4 54쪽 참조

Exercises 연습문제

01. 정신장애를 가진 대상자의 건강력 사정을 평가하는 자료로 다른 자료가 필요한 이유는 무엇인가?

① 정신상태는 내적·외적 자극에 반응하면서 급격히 변화할 수 있기 때문에
② 개인의 편견이 신체적 결과 해석을 바꿀 수 있어서
③ 정신질환이 대상자의 인지기능을 변화시킬 수 있어서
④ 건강력은 가능한한 많은 자료가 필요하므로
⑤ 혼돈이나 섬망상태로는 신뢰성 있는 자료를 얻기 어려우므로

• 정신질환이 대상자의 사고, 감정 그리고 인지기능을 변화시킬 수 있고 신뢰성이 없는 정보를 제공할 수 있다. 가능하다면 대상자의 반응을 가족 구성원, 친구 또는 의료팀과 함께 검증한다.

02. 자신에게 말하는 목소리가 계속해서 들린다고 대상자가 말한다. 당신은 이 결과를 무엇으로 기록할 것인가?

① 착각 ② 망상 ③ 환각
④ 작화 ⑤ 공포

• 이 결과는 외부자극이 없는데도 있다고 하는 감각인지인 환각이다. 환각은 청각(목소리 형태로 들리는), 시각, 촉각, 신체(somatic), 미각의 형태로 나타난다.

03. 정신분열증의 긍정적 징후 및 증상은 무엇인가?

① 언어장애
② 무덤덤한 감정
③ 비조직적인 행동
④ 이탈
⑤ 자발적 행동의 부족

• 비조직적인 행동은 정신분열증의 긍정적 징후이며, 무덤덤한 감정과 언어장애는 부정적인 징후이다.

▶정답 1③, 2③, 3③

04. 심리적·정신적 상태검사 중에서 대상자의 기억력을 사정하는데 도움이 되는 검사는 무엇인가?

① 인지능력진단검사
② 미네소타 다인성 검사
③ 베크 우울검사
④ 총체적 황폐척도
⑤ 상태기질 불안척도

• 인지능력진단검사는 지남력, 기억력, 계산력, 언어를 측정하는 검사이다.

05. 대상자가 기억공백을 메우기 위해 사건으로 채우는 것을 알게 되었다. 이런 비정상적인 사고과정을 무엇이라고 하는가?

① 일탈
② 메아리증(반향언어증)
③ 작화증
④ 편집증
⑤ 강박증

• 대상자가 사건으로 기억공백을 메우려하는 것은 작화증을 보이는 것이다.

06. 간호사가 몸치장을 사정한다면, 이는 건강사정의 어떤 부분을 수행하는 것인가?

① 관절운동범위
② 근력
③ 호흡기능
④ 걸음걸이
⑤ 정신상태

• 대상자의 행위, 기분, 위생, 몸치장 및 옷의 선택은 대상자의 정신상태를 알려주는 정보이다.

07. 다음의 진술 중 대상자의 판단력을 사정하기 위한 것은?

① '낫 놓고 기역자도 모른다' 라는 속담이 무슨 의미인지 설명해보세요.
② 오른손을 들어서 왼쪽 무릎에 놓으세요.
③ 우산, 새 옷, 지팡이 중 비오는 날 필요한 물건은 무엇인가요?
④ 당신이 1000원짜리 지폐와 10원짜리 동전 5개를 가지고 있다면 모두 얼마인가요?
⑤ 지난 일요일 교회에 갔을 때 당신은 무엇을 했나요?

• 판단력이란 대상자의 논리적인 의사결정을 할 수 있는 능력을 측정하는 것이다.

▶정답 4①, 5③, 6⑤, 7③

08. 다음 중 사고과정의 비정상으로 맞는 것은?

가. 일탈
나. 강박증
다. 메아리증
라. 이인증

① 가, 나, 다 ② 가, 다 ③ 나, 라
④ 라 ⑤ 가, 나, 다, 라

- 강박증과 이인증은 사고 내용의 비정상이다.

09. 되풀이되고 통제할 수 없는 사고 또는 대상자가 수용하기 어렵다고 생각하는 충동을 무엇이라고 하는가?

① 편집증
② 복합음
③ 사고의 비약
④ 강박증
⑤ 사고 산란

- 편집증은 사고 내용의 비정상으로 되풀이되고 통제가 어려운 사고나 모습 등을 말한다.

10. 다음 중 양극성장애 I을 설명한 것으로 맞는 것은?

가. 조증과 우울증이 복합된 증상이 나타난다.
나. 하나 또는 그 이상의 조증증상이 특징이다.
다. 과대망상, 사고의 비약 등의 전형적인 징후와 증상을 보인다.
라. 매일 지나치게 걱정하고 심한 불안을 경험한다.

① 가, 나, 다 ② 가, 다 ③ 나, 라
④ 라 ⑤ 가, 나, 다, 라

- 매일 지나치게 걱정하고 심한 불안을 경험하는 것은 일반적인 불안장애이다.

11. 다음의 대처기전 중 전환에 대한 설명은?

① 다른 사람의 인격, 태도, 가치, 행동을 무의식적으로 채택함
② 진실 혹은 사실을 인정하기를 거부함
③ 부정적인 느낌을 다른 사람에게 전가시킴
④ 본래의 대상에서 다른 대상으로 감정이 옮겨짐
⑤ 개인이 생각하는 것과는 반대되게 행동함

- ①은 동일시, ②는 부정, ③은 투사, ⑤는 반동 형성이다.

▶정답 8②, 9①, 10①, 11④

12. 일련의 5~6가지 물체이름을 반복하도록 하고, 이를 즉시 회상해 내는지를 사정하는 것은 어떤 정서상태를 사정하기 위함인가?

① 행동
② 기분
③ 집중력
④ 인지기능
⑤ 사고력

• 집중력은 오래된 과거 뿐 아니라 최근의 사실도 회상할 수 있는지를 알아보는 것이다.

13. 산업장 간호사가 입사를 앞둔 예비 직원들을 신체사정 해야 할 때 가장 처음 사정해야 할 것은?

① 활력징후
② 행동
③ 피부병변의 유무
④ 정서상태
⑤ 외모

• 필요한 기구를 준비한 후, 먼저 대상자의 외모를 관찰하여 첫인상을 사정한다.

14. 23세 된 대상자가 심한 우울증으로 입원하였다. 대상자와 신뢰감을 형성하여 치료적 관계를 맺으려 할 때 치료적 관계형성에 포함되어야 할 것은?

가. 앞으로 대상자가 받을 치료에 대한 설명
나. 입원기간의 예측
다. 대상자의 질병에 대한 인식
라. 간호사와 대상자의 기대감과 책임감

① 가, 나, 다 ② 가, 다 ③ 나, 라
④ 라 ⑤ 가, 나, 다, 라

• 정신과 대상자와 치료적 관계를 형성할 때 대상자 뿐 아니라 간호사의 기대감과 책임감이 함께 포함되어야 한다.

15. 과도한 불안으로 병원을 찾은 대상자의 정신건강을 사정하는 동안 중점을 두어야 할 부분은?

① 대상자 간호의 목표 설명하기
② 대상자로부터 정보 수집하기
③ 정신건강문제와 의학적인 문제 구별하기
④ 대상자의 간호진단 설정하기
⑤ 대상자의 간호계획 세우기

• 정신건강사정에서 초점을 두어야 하는 부분은 간호계획을 세울 수 있도록 대상자로부터 자료를 수집하는 것이다.

▶정답 12③, 13⑤, 14④, 15②

16. 대상자가 면담하는 과정에서 간호사가 이해할 수 없을 정도로 빠르게 이야기 할 경우, 이런 형태의 언어를 무엇이라고 하는가?

① 신어조작증(neologisms)
② 반향언어증(메아리 언어, echolalia)
③ 압박성 언어(긴급성 언어, pressured speech)
④ 작화(confabulation)
⑤ 사고산란(incoherence)

• 빠르고 이해하기 어려운 언어를 압박성 언어라고 한다.

17. 남편에게 폭력적인 위험행동을 가한 후 이혼한 대상자가 경찰에 의해 정신과 병동에 입원하게 되었다. 전 남편에 대한 대상자의 폭력적인 위험행동은 어떤 질환으로 진단될 수 있는가?

① 정신분열증
② 인지기능장애
③ 인격장애
④ 편집 - 강박장애
⑤ 불안장애

• 광범위한 부적응 행동양상은 인격장애를 암시한다.

18. 인지기능을 사정하여 치매를 검사하는 방법은?

① 벡크 우울 검사
② 로르샤하 검사
③ 약식 정신상태 검사
④ 미네소타 다인성 검사
⑤ 격언 해석 검사

▶정답 16③, 17③, 18③

CHAPTER 5 피부, 모발, 조갑

사전학습

1. 다음 그림은 피부의 구조이다. 각 부분의 명칭을 쓰시오.

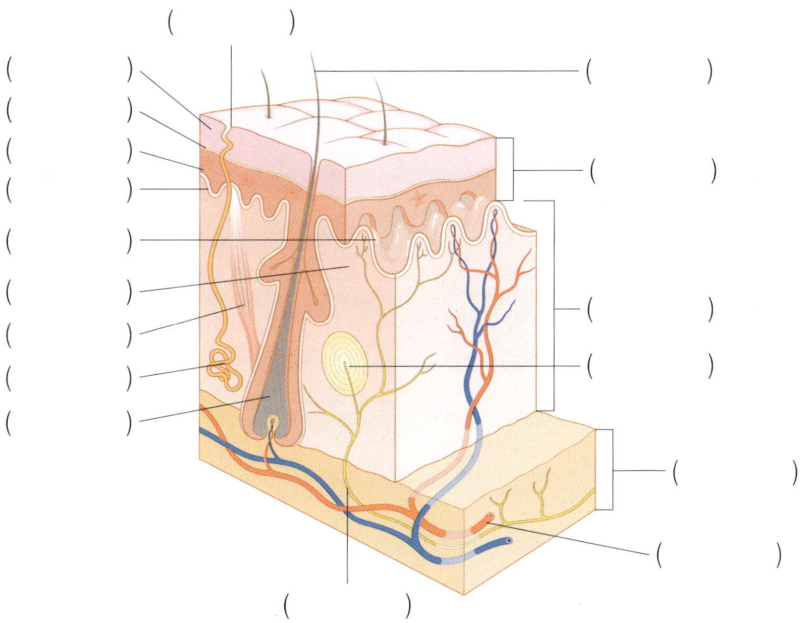

R4 58~59쪽 참조

2. 1.의 그림을 참고하여, 피부를 구성하는 3층에 대해 쓰고, 각 층에 포함되어 있는 구성물을 기술하시오.

R4 58~59쪽 참조

3. 체모(human hair)의 두 가지 형태를 구분하여 설명하시오.

R4 59~60쪽 참조

4. 피지선(sebaceous gland), 에크린 한선(eccrine gland), 아포크린 한선(apocrine gland)의 차이점을 기술하시오.

R4 59쪽 참조

5. 다음 그림은 손톱의 구조이다. 각 부분의 명칭을 쓰시오.

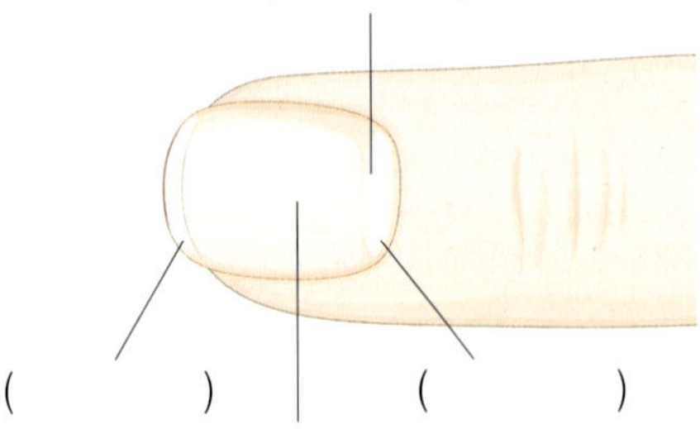

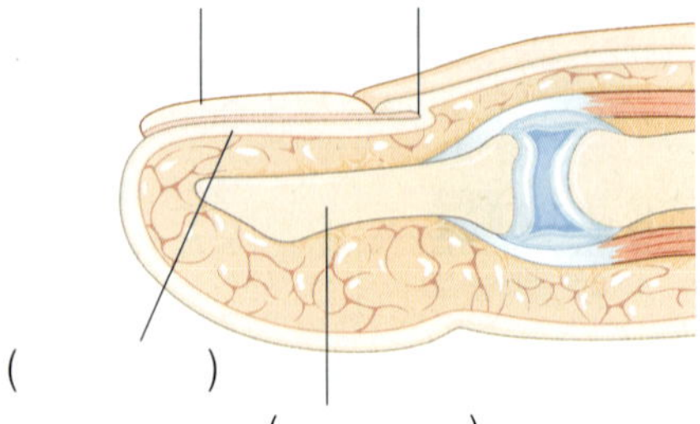

R4 60~61쪽 참조

6. 피부의 기능을 최소 5가지 쓰시오.

R4 57쪽 참조

7. 피부색에 영향을 미치는 외적 요인을 최소 6가지 쓰시오.

R3 148참조

8. 창백, 홍반, 청색증, 황달의 외모와 각각의 가능한 원인들을 설명하시오.

창백(pallor) ______________________________

홍반(erythema) ______________________________

청색증(cyanosis) ______________________________

황달(jaundice) ______________________________

R4 63쪽 참조

9. 피부사정에서 온도, 결, 습도, 운동성과 탄력성의 변화 원인을 쓰시오.

온도(temperature) ______________________________

결(grain) ______________________________

습도(humidity) ______________________________

운동성과 탄력성(movability & resiliency) ______________________________

R4 64~65쪽 참조

10. 요흔성 부종(pitting edema)의 4-point grading scale에서 각 단계의 정도 차이를 설명하시오.

1+ ______________________________

2+ ______________________________

3+ ______________________________

4+ ______________________________

R3 151~152쪽 참조

11. 피부병변에서 언급되는 원발성(primary)과 속발성(secondary)의 차이를 설명하시오.

R4 65~69쪽 참조

12. 세 가지 형태의 자반병변인 점상출혈(petechia), 반상출혈(ecchymosis), 혈종(hematoma)의 차이점을 쓰시오.

R4 64쪽 참조

13. 다음 상태의 조갑 모양과 형태를 설명하시오.

조갑횡구증(Beau's lines) ______________________________

곤봉형(clubbing) 손가락 ______________________________

스푼형 조갑(koilonychia) ______________________________

Muehrcke's 선조(Muehrcke's lines) ______________________________

조갑박리증(onycholysis) ______________________________

두터운 조갑(Terry's nail) ______________________________

R4 77~78쪽 참조

14. 다음의 원발성 피부병변을 설명하고, 그 예를 들어 보시오.

반점(macule) ______________________________

구진(papule) ______________________________

판(plaque) ______________________________

결절(nodule) ______________________________

종양(tumor) ______________________________

팽진(wheal) ______________________________

소수포(vesicle) ______________________________

농포(pustule) ______________________________

R4 67~68쪽 참조

15. 다음의 속발성 피부병변을 설명하고, 그 예를 들어 보시오.

가피(crust) ______________________________

인설(scale) ______________________________

균열(fissure) ______________________________

미란(erosion) ______________________________

궤양(ulcer) ______________________________

찰상(excoriation) ______________________________

반흔(scar) ______________________________

위축흉터(atrophic scar) ______________________________

태선화(lichenification) ______________________________

켈로이드(keloid) ______________________________

R4 68쪽 참조

16. 피부, 모발, 조갑과 관련된 건강력을 수집할 때 사정해야 할 주호소에 대하여 쓰시오.

R4 61~62쪽 참조

실습보고서

1 다음 양식에 따라 피부를 검진하고, 그 결과를 기록하시오.

2 검진결과 비정상으로 판단된 사정결과는 빨간색으로 밑줄을 긋고, 그 이유를 설명하시오.

대상자 ______________ 나이 ______ 성별 ______ 직업 ______________

검진자 ______________ 검진일시 ______________

I. 건강력

	없음	있음(있다면 상태를 쓰시오)
1. 이전에 피부질환이 있었는가?	____	____________________
2. 피부색이 변화되거나 색소가 침착되었는가?	____	____________________
3. 점에 어떤 변화가 있는가?	____	____________________
4. 피부가 심하게 건조하거나 습한가?	____	____________________
5. 피부가 가려운가?	____	____________________
6. 심한 타박상을 입었는가?	____	____________________
7. 피부에 발진이나 병변이 있는가?	____	____________________
8. 약을 복용하고 있는가?	____	____________________
9. 최근 탈모 증상이 있었는가?	____	____________________
10. 조갑에 어떤 변화가 있었는가?	____	____________________
11. 피부에 대한 환경적 위험요인이 있는가?	____	____________________
12. 피부를 어떻게 관리하는가? 자외선 차단은?	____	____________________

II. 신체검진

1. 피부의 시진 및 촉진

색

색소침착

온도

습도

피부 결

두께

부종

운동성과 탄력성

혈관분포 상태와 타박상

병변(기술하시오)

2. 모발의 시진과 촉진

색

머리결

분포

병변(기술하시오)

3. 조갑의 시진 및 촉진

모양 및 윤곽

경도

분포

색깔

모세혈관 재충전

4. 피부 자가검진 교육

III. 피부, 모발, 조갑의 문제를 가진 대상자에게 가능한 간호진단을 3가지로 기술하시오.

IV. 실습한 내용을 SOAP 형식에 맞추어 기록하시오.

1. 주관적 자료 (병원을 찾은 이유, 건강력 사정을 통하여)

2. 객관적 자료 (신체검진 결과)

발진이나 병변의 분포를 아래 그림에 기록하시오.

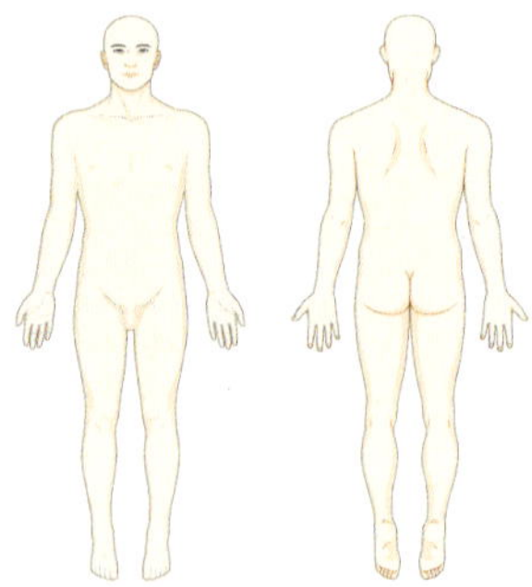

3. 사정 (문제사정 및 진단)

4. 계획 (진단결과 평가, 추후관리, 교육내용 등)

Exercises 연습문제

01. 대상자의 피부에 발진이 발생하였다. 대상자 부모의 병력을 조사해야 하는 것은?

① 알레르기
② 폐기종
③ 카포시육종
④ 지루성 피부염
⑤ 자극성 접촉 피부염

• 알레르기성 질환에 대한 가족력이 있다면 대상자는 피부발진이 생기는 알레르기에 걸릴 소인을 가지고 있다.

02. 기저세포암이 있는 대상자의 문진 내용에 포함해야 할 것은?

① 가족성 경향
② 식이요법의 형태
③ 흡연력
④ 자외선 방사에 대한 노출
⑤ 작업장의 환경

• 기저세포암은 장기간의 자외선 노출이 가장 중요한 요인이다.

03. 우드등(wood lamp)으로 확인해야 하는 것은?

① 모낭염
② 피부삼출
③ 백선
④ 옴
⑤ 이증

• 우드등은 형광빛을 확인하는데 사용되며, 백선을 확인하는 유일한 방법이다.

▶정답 1①, 2④, 3③

04. 피부가 검은 사람에서 청색증을 사정할 때 어느 부위를 검사해야 하는가?

① 망막
② 손톱, 발톱 밑
③ 구강점막
④ 팔목 안쪽의 피부
⑤ 복부

• 피부색이 검은 사람의 청색증을 사정하기 위해 결막, 손바닥, 발바닥, 구강점막, 혀를 관찰한다.

05. 알코올중독의 병력을 가진 49세 된 대상자가 식도정맥류 출혈로 입원하였다. 대상자 사정시 발견된 뺨 위에 나타난 거미줄 모양의 혈관 병변은 무엇인가?

① 자반(purpura)
② 모세혈관확장증(telangiectasis)
③ 혈관종(angioma)
④ 점상출혈(petechia)
⑤ 반상출혈(ecchymosis)

• 모세혈관확장증이란 거미줄 같은 형태로 혈관이 확장되어 국소적으로 나타나는 것을 말한다. 일반적으로 얼굴에서 나타나며, 특히 알코올중독의 병력이 있는 대상자에게서 나타난다.

06. 다음 중 피부 검진 시 황달을 초기에 관찰할 수 있는 부위는?

① 결막
② 공막
③ 각막
④ 피부
⑤ 점막

• 황달은 성인에게 있어서 일반적으로 눈의 공막에서 시작되어 피부와 점막으로 퍼진다.

07. 뷔페에서 음식을 먹은 후 구토한 대상자의 탈수증상을 확인하기 위해 피부탄력성을 사정할 때 적절한 사정방법은?

① 대상자의 전박 또는 흉골의 피부를 집어 올린다.
② 손등의 피부를 촉진한다.
③ 손톱 위를 누른다.
④ 피부의 감촉을 촉진한다.
⑤ 어떤 형태의 피부병변이 발생되었는지 시진한다.

• 피부탄력성을 평가하기 위하여 전박 또는 흉골의 피부를 부드럽게 쥔다. 피부가 원래의 형태로 빨리 돌아오면 피부탄력성은 정상이고 30초 후에 돌아오거나 텐트모양(tented position)으로 남아 있으면 비정상적이며 탈수를 나타낸다.

▶정답 4③, 5②, 6②, 7①

08. 피부온도를 가장 잘 사정하기 위한 손의 부위는?

① 손끝　② 손등　③ 손바닥
④ 손의 척골 면　⑤ 손가락의 바닥 면

• 손등 부분이 온도 변화에 가장 민감하다.

09. 건선(psoriasis)이 있는 대상자를 사정하는 방법은?

① 소양증 병소
② 다수의 점상출혈
③ 윤기있는 비늘 모양의 병소
④ 홍반성 반점
⑤ 수포

• 건선은 팔꿈치, 무릎 등 자극을 잘 받는 부위에 구진과 인설을 동반하는 병변이다.

10. 정상 피부에서 볼 수 있는 것들이 감소하여 피부가 반짝이고 얇아진 부위를 무엇이라 하는가?

① 태선화(lichenification)
② 판(plaque)
③ 케로이드(keloid)
④ 위축(atrophy)
⑤ 가피(crust)

• 위축된 피부는 얇고 반짝인다.

11. 병변의 비대칭적 경계가 암시하는 것은 무엇인가?

① 양성병변
② 악성병변
③ 정상적인 변이
④ 부드럽게 촉지되는 병변
⑤ 유동성 병변

• 비대칭적인 경계는 의미있는 소견이며 악성을 의미한다.

12. 다음 중 원발진 만으로 구성된 것은 무엇인가?

① 종양(tumor), 궤양(ulcer), 농포(pustule)
② 팽진(wheal), 구진(papule), 반점(macule)
③ 소수포(vesicle), 대수포(bulla), 가피(crust)
④ 미란(erosion), 균열(fissure), 결절(nodule)
⑤ 반(patch), 판(plaque), 인설(scale)

• 팽진, 구진, 반점은 병적과정에 의해 초기에 자연적으로 나타나는 원발진이다.

▶정답 8②, 9③, 10④, 11②, 12②

13. 피부 사정시 발견된 신체 위에 작고 단단하며, 둥글고 융기된 병변은 무엇인가?

① 반점(macules)
② 농포(pustules)
③ 구진(papules)
④ 판(plaque)
⑤ 가피(crust)

• 구진(papules)은 작고 융기되었으며 경계가 있는 (circumscribed) 단단한 병변을 말한다.

14. 병변을 평가하려고 할 때, 사정해야 할 내용 ABCDE rule에서 "A"가 의미하는 것은?

① Accuracy(정확도)
② Appearance(모양)
③ Asymmetry(비대칭)
④ Attenuated(약화)
⑤ Any lesions(어떤 병변)

• A는 Asymmetry(대칭 여부)를 나타낸다.

15. 다음 사진에서 보이는 병변의 배열형태는 무엇인가?

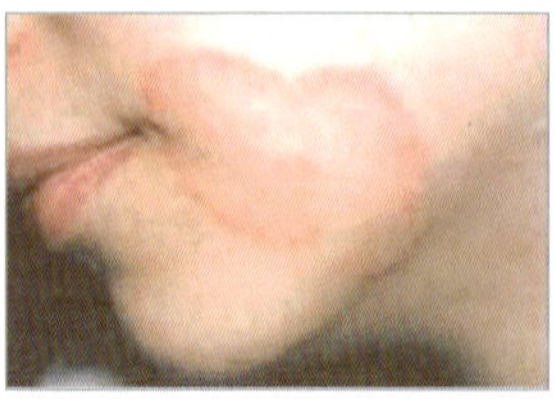

① 선상(linear)
② 환형(annular)
③ 군집형(grouped)
④ 우곡상(gyrate)
⑤ 지도상(geographic)

• 원 모양의 배열형태를 환형(annular)이라 한다.

16. 철분결핍성 빈혈을 진단 받은 76세 된 대상자의 손톱에 나타나는 특징은?

① 검고 노란빛이 도는 손톱
② 스푼모양의 손톱
③ 손톱 위의 흰색 반(patches)
④ 조갑반월 부위에서부터 발생된 횡선
⑤ 조갑판이 조갑상으로부터 분리

• 철분결핍성 빈혈 대상자에서는 전형적인 스푼모양의 손톱이 나타난다.

▶정답 13③, 14③, 15②, 16②

17. 조갑 위의 검은 띠가 정상 소견인 경우는?

① 노인
② 임신여성
③ 피부색이 검은 사람
④ 피부색이 옅은 사람
⑤ 신생아

• 조갑의 검은 띠는 피부색이 검은 사람에게는 정상이며 백인에게는 비정상이다.

18. 모세관 충만 시간(capillary refill time)의 사정목적은 무엇인가?

① 혈관변화를 확인
② 말초부위의 체온변화를 평가
③ 순환혈액량의 소실 정도를 평가
④ 말초혈관 박동의 강도를 평가
⑤ 손톱이 조갑상에 부착된 상태를 평가

• 모세관 충만 시간은 말초혈액 순환을 사정하기 위함이다.

19. 손톱상에 압력을 가했다가 떼면서 조갑의 색이 되돌아오는 시간을 측정했을 때, 정상적인 회복 시간은?

① <1초
② 1~2초
③ >2초
④ 회복되는 시간은 의미가 없다
⑤ 인종에 따라 다르다.

• 조갑의 색은 즉시 혹은 적어도 3초 이내에 회복되어야 한다.

20. 손톱저부에서 곤봉형(clubbing)을 검진할 수 있다. 손톱과 손톱저부의 정상 각도는?

① 100° ② 120° ③ 140°
④ 160° ⑤ 180°

• 손톱과 손톱저부의 정상 각도는 160° 이다.

21. 대상자를 사정할 때 곤봉손가락이 관찰되었다. 어느 질환의 증상인가?

① 영양 결핍 ② 저산소증 ③ 세균성 감염
④ 손상 ⑤ 알레르기성 피부염

• 곤봉화된 손가락은 저산소증의 증상이다.

▶정답 17③, 18③, 19②, 20④, 21②

22. 다음 중 욕창 발생에 대한 위험요인은 무엇인가?

가. 마비
나. 무의식
다. 실금
라. 혈중 알부민치의 저하

① 가, 나, 다 ② 가, 다 ③ 나, 라
④ 라 ⑤ 가, 나, 다, 라

• 욕창의 위험요인은 부동 및 비활동, 부적절한 영양, 요실금 및 변실변, 의식수준 저하, 감각 저하, 고령 등이 있다.

23. 한 부모가 두부백선(tinea capitis)은 무엇 때문에 생기는지 물었다. 간호사는 이 질병이 무엇 때문에 생긴다고 설명해야 하는가?

① 햇볕에 과다노출
② 진균에 의한 두피의 감염
③ 진드기(mite)에 의한 감염
④ 자가면역성질환
⑤ 유전성 피부질환

• 백선은 표재성 피부 진균증의 대부분을 차지하는 흔한 질환이다.

24. 조갑 사정에서 백색 횡선이 손톱 끝 부분을 제외한 조갑판 전체에서 발견되었다. 이런 조갑의 변화를 무엇이라 하는가?

① 조갑박리증(onycholysis)
② 두터운 조갑(Terry's nail)
③ 조갑횡구증(Beau's line)
④ 스푼형 조갑(koilonychia)
⑤ Muehrcke's 선조(Muehrcke's lines)

• 두터운 조갑(Terry's nail)은 손톱 끝 부분을 제외한 조갑상 전체가 백색으로 보인다.

25. 옴(scabies) 병변의 특징으로 맞는 것은 무엇인가?

가. 수포, 홍반
나. 심한 소양증
다. 수도(burrow)
라. 통증

① 가, 나, 다 ② 가, 다 ③ 나, 라
④ 라 ⑤ 가, 나, 다, 라

• 옴 병변은 특징적으로 손가락 사이, 손목의 굴측부, 배꼽 주위, 액와부에 분포하며 수포, 수도(약간 융기된 회색의 선상 병변), 홍반성 소양성 구진이 관찰된다.

▶정답 22⑤, 23②, 24②, 25①

CHAPTER 6 눈

사전학습

1. 눈의 내부구조

1) 다음 그림은 눈의 내부구조에 관한 그림이다. 지시하는 곳에 해당하는 구조명을 쓰시오.

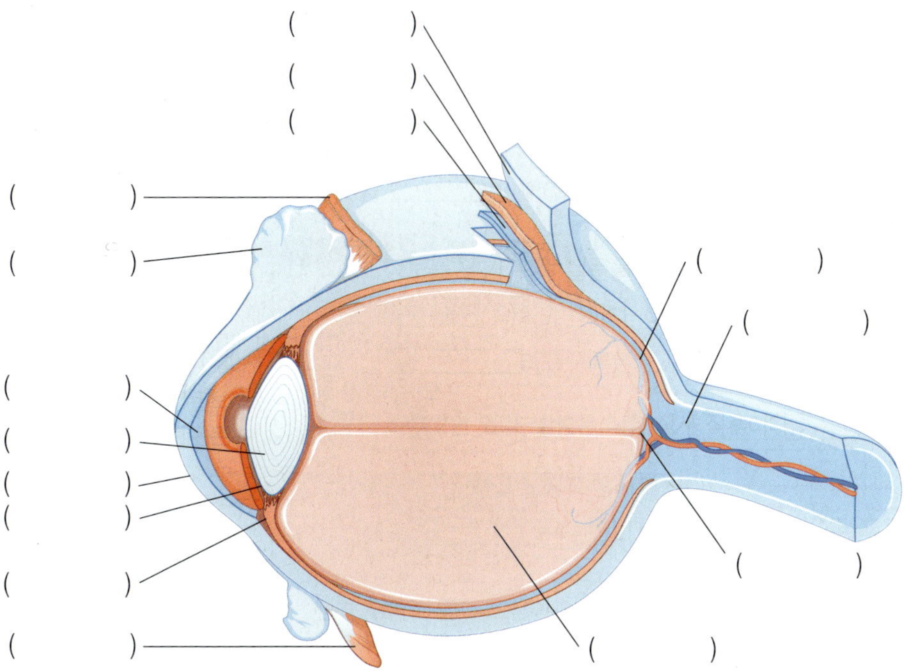

R4 84쪽 참조

2) 안구는 3층으로 되어 있다. 각 층의 이름은 무엇인가?

R4 83쪽 참조

3) 모양체, 동공, 홍채의 기능을 쓰시오.

R4 84~85쪽 참조

4) 전안방, 후안방 그리고 유리체를 설명하시오.

R4 84~85쪽 참조

5) 다음 그림은 망막구조에 관한 그림이다. 지시하는 곳에 해당하는 구조명을 쓰시오.

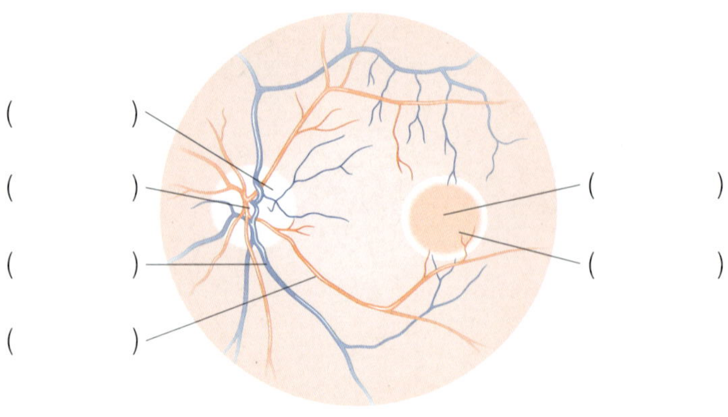

R4 85쪽 참조

6) 외부에서 들어오는 광선이 눈에서부터 망막을 지나 시각중추까지 가는 경로를 설명하시오.

R1 78~79쪽 참조

2. 외부구조

1) 다음 그림에 6개의 외안근과 각각을 지배하는 뇌신경에 해당하는 부위에 쓰시오.

( ) ( ) ( ) ( )

( ) 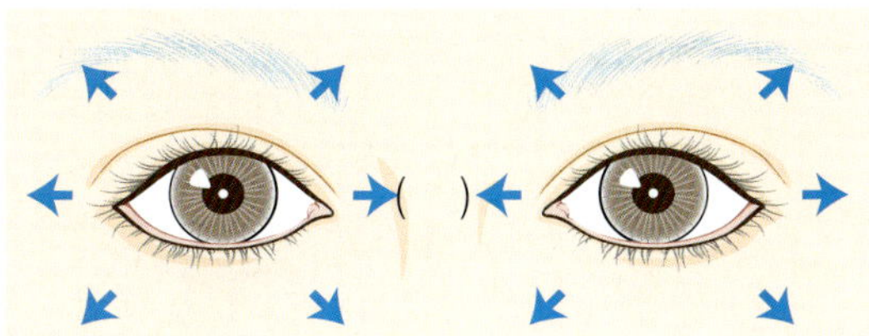 ( ) ( )

( ) ( ) ( ) ( )

R4 86쪽 참조

2) 다음 누기(눈물기관)의 그림을 보고 지시하는 곳에 해당하는 구조명을 쓰시오.

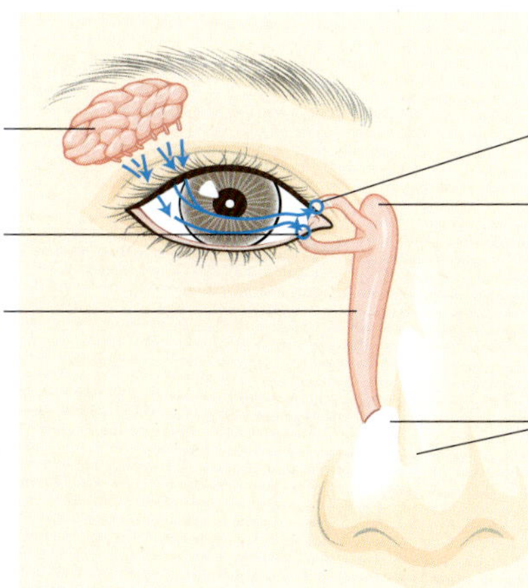

( ) ( )
( ) ( )
( )
( )

R4 84쪽 참조

3. 시각로

1) 다음 시각로의 그림을 보고 지시하는 곳에 해당하는 구조명을 쓰시오.

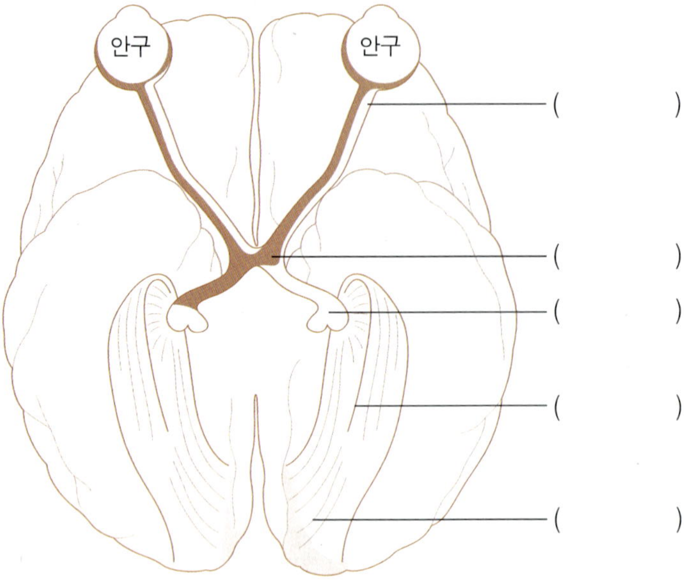

R1 79쪽 참조

2) 다음을 간단히 정의하시오.

(1) 대광반사 ______

① 직접대광반사 ______

② 공감대광반사 ______

(2) 조절(accomodation) ______

R4 91~92쪽 참조

4. 시축이 정위치에서 벗어 났을 때 사용하는 용어로 사위(phoria)와 사시(tropia)를 비교하시오.

R2 260쪽 참조

5. 다음 4가지 경우에는 눈이 충혈될 수 있는데, 각각에 대하여 충혈 형태와 임상적 증상과 차이점을 설명하시오.

결막염(conjunctivitis) ______

결막하출혈(subconjunctival hemorrhage) ______

홍채염(iritis) ______

급성녹내장(acute glaucoma) ______

R2 255~267쪽 R4 98~100쪽 참조

6. 연령에 따른 눈의 변화를 간단히 쓰시오.

R2 804-812쪽 R4 90쪽 참조

7. 노인에서 시력기능장애를 일으키는 가장 흔한 원인을 설명하시오.

R2 918쪽 R5 285쪽 참조

8. 시력(visual acuity)에서 20/20이 의미하는 바를 설명하시오.

R4 93쪽 R5 285쪽 참조

9. 결막을 검사하기 위하여 상안검을 뒤집는 방법을 설명하시오.

R4 90쪽 참조

10. 검안경검사에서 초점을 맞추기 위하여 적색(마이너스 디옵터)과 흑색(플러스 디옵터) 표시의 숫자 사용에 대하여 설명하시오.

R4 96쪽 참조

실습보고서

1 다음 양식에 따라 눈에 대한 신체검진을 실시하고, 그 결과를 기록하시오.

2 검진결과 비정상으로 판단된 사정결과는 빨간색으로 밑줄을 긋고, 그 이유를 설명하시오.

대상자 ______________ 나이 ______ 성별 ______ 직업 ______________

검진자 ______________ 검진일시 ______________

I. 건강력

	없음	있음(있다면 상태를 쓰시오)
1. 보는데 어려움이 있거나 희미하게 보이는가?	____	____________________
2. 눈에 통증이 있는가?	____	____________________
3. 물체가 이중으로 보인적이 있는가?	____	____________________
4. 눈의 충혈이나 부종이 있는가?	____	____________________
5. 눈물이 과다하게 흘러 내리는가?	____	____________________
6. 눈에 손상이나 수술을 받았는가?	____	____________________
7. 안경이나 콘택트렌즈를 착용하였는가?	____	____________________
8. 시력검사를 받은적이 있는가?	____	____________________
9. 녹내장에 대한 검사를 받은적이 있는가?	____	____________________
10. 사용하고 있는 약이 있는가?	____	____________________

II. 신체검진

1. 시력(visual acuity, VA)

1) 스넬랜시력표를 이용한 검사

우 __________ 좌 __________

2) 근거리 시력 검사

우 __________ 좌 __________

2. 시야검사(visual field test, VF) __________

대면법: 우 __________ 좌 __________

3. 외안근의 기능

외안근 움직임(EOM): 우 __________ 좌 __________

각막반사: 우 __________ 좌 __________

가림 안가림 검사: 우 __________ 좌 __________

4. 외부구조의 시진

전반적 외양

눈썹: 우 __________ 좌 __________

안검과 속눈썹: 우 __________ 좌 __________

결막과 공막: 우 __________ 좌 __________

누선과 누점: 우 __________ 좌 __________

5. 안구 전면의 시진

각막: 우 ____________ 좌 ____________

수정체: 우 ____________ 좌 ____________

홍채: 우 ____________ 좌 ____________

동공 크기: 우 ____________ 좌 ____________

모양: 우 ____________ 좌 ____________

대칭성: 우 ____________ 좌 ____________

대광반사: 직접_ 우 ____________ 좌 ____________

공감_ 우 ____________ 좌 ____________

조절반응: 우 ____________ 좌 ____________

6. 눈 내부검사(관찰 결과를 아래 그림에 표시).

좌

우

망막: 우 ____________ 좌 ____________

시신경유두: 우 ____________ 좌 ____________

혈관: 우 ____________ 좌 ____________

안저(fundus)의 전반적 배경: 우 ____________ 좌 ____________

황반(macula): 우 ____________ 좌 ____________

III. 실습한 내용을 SOAP 형식에 맞추어 기록하시오.

1. 주관적 증상 (병원을 찾은 이유, 건강력사정을 통하여)

2. 객관적 증상 (신체검진 결과)

3. 사정 (문제사정 및 진단)

4. 계획 (진단결과 평가, 추후관리, 교육내용 등)

Exercises 연습문제

01. 다음 중 신체검진 시 준비물품과 사용목적이 잘못 연결된 것은 어느 것인가?

① 음차 - 진동각
② 근긴장도 - 악력계
③ 면솜 - 각막반사
④ 안전핀 - 통각
⑤ 해머 - 반사활동

• 근긴장도 검사는 육안으로 근육의 힘을 평가하는 것이다.

02. 다음 중 정상적인 동공 반응은 어느 것인가?

가. 대광반사에 양눈이 동일하게 반응한다.
나. 먼 곳을 보면 동공이 확대하고 가까운 곳을 보면 축소한다.
다. 동공 크기는 빛의 양에 따라 2~8mm이다.
라. 동공 모양은 타원형이고 모든 사람은 항상 동일하다.

① 가, 나, 다 ② 가, 다 ③ 나, 라
④ 라 ⑤ 가, 나, 다, 라

• 정상적인 동공은 양쪽이 크기가 같고 최소 2mm에서부터 최고 8mm이며, 모양이 둥글고 빛을 비추면 양 눈이 동일하게 축소하고, 먼 곳을 보면 동공 크기가 확대되며, 가까운 곳을 보면 동공 크기가 축소한다. 이것을 약어로 줄여서 PERRLA(pupils equal, round, reactive to light and accommodation)라고 한다.

▶정답 1③, 2①

03. 대광반사 검사에서 오른쪽 눈에 빛을 비추었더니 동공이 축소하고 빛을 비추지 않은 반대쪽 동공은 줄지 않았다. 왼쪽 눈에 빛을 비추었더니 빛을 비춘 왼쪽 눈의 동공은 줄지 않고 빛을 비추지 않은 오른쪽 동공은 축소하였다. 어느 신경의 장애인가?

① 좌측 시신경
② 좌측 동안신경
③ 우측 외전신경
④ 우측 활차신경
⑤ 좌측 삼차신경

• 2번 시신경은 빛을 감지하는 감각신경이고, 3번 동안신경은 운동신경이다. 그리고 한쪽 시신경에 빛을 비추어도 양쪽 동안신경으로 신경전달이 일어난다. 따라서 좌측 동안신경이 손상을 받았을 때 우측 눈에 빛을 비추면 우측 눈은 동공이 축소하나 좌측 눈은 반응이 일어나지 않고, 좌측 눈에 빛을 비추면 좌측 눈은 반응이 없으나 우측 눈은 동공이 축소한다.

04. 다음은 눈의 검진에 관한 기술이다. 이 중 잘못된 것은 어느 것인가?

① 결막 관찰시 충혈유무, 빈혈유무, 기타 비정상적 소견 유무를 관찰한다.
② 공막은 정상적으로 약간 푸른빛이 돌며, 황달이 있을 때 진한 노란빛을 띤다.
③ 안구 운동검사를 통해 제 III(동안신경), IV(활차신경), V(삼차신경)번 뇌신경의 기능을 검사한다.
④ 동공은 크기, 모양, 대칭성, 대광반사를 검사한다.
⑤ 안저검진은 검안경을 이용하며, 유두부종이 관찰되면 두개내압 상승을 의심할 수 있다.

• 공막은 정상적으로 흰색이며 황달이 있으면 노란색이다. 외안근 움직임에 관여하는 뇌신경은 제 3번, 4번, 6번이다. 안저검진에서 시신경유두의 부종을 유두부종이라고 하며 이때는 두개내압 상승을 의심한다.

05. 눈의 수렴과 평형을 보는 6방향 검사는 무엇을 검사하는 것인가?

① 중심시력
② 말초시력
③ 시야
④ 수렴
⑤ 외안근 움직임

• 외안근은 안구에 붙어 있는 6개의 근육으로 위쪽, 아래쪽, 코쪽, 귀쪽, 뒤쪽, 뒤아랫쪽으로 움직이는데 관여한다.

▶정답 3②, 4③, 5⑤

06. 다음은 눈 사정 방법에 대한 검사에 대한 설명이다. 이 중 옳은 것은?

가. 시야검사는 대상자와 검진자가 60㎝ 거리에 앉아서 마주 보고 있는 눈을 서로 가리고, 말초에서 중심을 향하여 시표를 이동하여 처음 보이는 지점을 말하도록 한다.

나. 차폐검사는 한쪽 눈을 불투명한 카드로 가리고, 카드로 가릴 때와 제거한 후에 다른 쪽 눈의 움직임을 관찰한다.

다. 원거리 시력검사에는 한천석 시력표를 사용한다.

라. 직접 대광반사는 어두운 방에서 대상자는 먼 곳을 주시하게 하고 광선을 동공에 직접 비추어 본다.

① 가, 나, 다　② 가, 다　③ 나, 라
④ 라　⑤ 가, 나, 다, 라

• 시야검사는 한눈의 시야의 한계를 검사하는 것으로 대상자와 검진자가 60cm 거리에 앉아서 마주 보고 있는 눈을 서로 가리고, 말초에서 중심을 향하여 시표를 이동하여 처음 보이는 지점을 말하도록 한다. 차폐검사는 외안근 움직임을 검사하는 것으로 한쪽 눈을 불투명한 카드로 가리고, 카드로 가릴 때와 제거한 후에 다른 쪽 눈의 움직임을 관찰한다. 원거리 시력검사에는 스낼렌 시력표를 사용한다. 직접 대광반사는 어두운 방에서 대상자는 먼 곳을 주시하게 하고 광선을 동공에 직접 비추어 본다. 공감대광반사는 한눈에 빛을 비추면서 반대쪽 눈의 동공이 축소하는지를 검사하는 것이다.

07. 검안경검사 방법이다. 옳게 설명된 것은?

가. 어두운 방에서 검사한다.

나. 오른쪽 눈 검진 시는 검진자의 오른쪽 눈, 오른손을 사용한다.

다. 먼저 시신경유두를 보고 주변부로 확대한다.

라. 검사대상자는 검안경에서 비추는 불빛을 바라보도록 한다.

① 가, 나, 다　② 가, 다　③ 나, 라
④ 라　⑤ 가, 나, 다, 라

• 검안경검사는 눈의 내부검사로 망막, 시신경유두, 망막혈관 그리고 황반을 검사하는 것으로 검사시 주의사항으로는 어두운 방에서 검사해야 한다는 것이다. 오른쪽 눈 검진시는 검진자의 오른쪽 눈과 오른손을 사용한다. 먼저 시신경유두를 포함하여 중심부를, 보고 주변부로 확대한다. 검사대상자는 검안경에서 비추는 불빛을 바라보지 않도록 한다.

08. 검안경으로 안저검사를 하였다. 정상소견은 어느 것인가?

① 시신경유두는 주위에 혈관이 없다.
② 동맥과 정맥의 굵기의 비는 1:1이며 색깔은 은색이다.
③ 시신경유두의 중앙에 있는 생리적컵은 약간 융기된 부분이며 엷은 노란색이다.
④ 황반부는 전반적으로 어둡게 보이나 혈관이 선명하다.
⑤ 망막은 적색이고, 혈관이 보이지 않는다.

• 안저에는 시신경유두를 중심으로 망막혈관이 사방으로 뻗혀있다. 망막의 동맥과 정맥의 굵기의 비는 1:1이며 색깔은 적색이나 동맥이 더 붉다. 시신경유두의 중앙에 있는 생리적컵은 약간 융기된 부분이며, 엷은 노란색이다. 황반부는 전반적으로 어둡게 보이나 혈관이 없다.

▶정답 6⑤, 7①, 8③

09. 눈 검진 시 외안근 움직임중 동안신경의 기능을 맞게 연결한 것은?

가. 안구 내측 방향움직임
나. 안구 외측 방향움직임
다. 안구 상측 방향움직임
라. 안구 측하방 움직임

① 가, 나, 다 ② 가, 다 ③ 나, 라
④ 다 ⑤ 가, 나, 다, 라

• 외안근 움직임에 관여하는 신경중 동안신경은 안구 내측, 외측, 상측움직임에 관여하고 활차신경은 하상방움직임에 외전신경은 외측움직임에 관여한다.

10. 시력이 20/200이라고 한다면 다음 설명 중 맞는 것은?

가. 정상인이 20ft에서 읽을 수 있는 시력표상의 글자를 대상자는 200ft에서 읽었다.
나. 시력을 소수로 표현하면 0.1이고 시력표의 맨 윗줄의 글씨는 읽는 것이다.
다. 검사결과상 대상자는 원시이기 때문에 돋보기를 착용해야한다.
라. 법적장님에 해당하는 시력이다.

① 가. 나. 다 ② 가. 다 ③ 나. 라
④ 라 ⑤ 가. 나. 다. 라

• 시력은 분수로 20/200이며, 분자 20은 20ft를 의미하며 검사장소와 시력표가 떨어져 있는 거리이며 분모 200은 역시 200ft를 말하는 것으로 정상인이 읽을 수 있는 거리이다. 20/200은 분자 20은 시력표가 벽에서 떨어진 거리이고, 분모 200은 정상인이 읽을 수 있는 거리로 소수로 표시하면 시력 0.1이다. 따라서 시력 0.1은 법적장님에 해당한다.

11. 시력표를 사용하여 검사할 경우 주의해야할 점은 어느 것인가?

가. 대상자의 한쪽 눈을 가릴 수 있는 불투명한 차폐기를 준비한다.
나. 대상자가 문맹인지 확인하여 문맹이면 란돌트 환을 사용한다.
다. 대상자가 시력표의 0.5부터 시작하여 잘 읽으면 아래로, 못 읽으면 위로 올라가면서 검사한다.
라. 시력표의 조명은 조금 어둡게 해야 한다.

① 가, 나, 다 ② 가, 다 ③ 나, 라
④ 라 ⑤ 가, 나, 다, 라

• 시력측정은 시력표의 적절한 조명이 필요하며 검사방법은 한쪽 눈씩 불투명한 차폐기로 눈을 가리고 시력표의 0.5부터 시작하여 잘 읽으면 아래로 못 읽으면 위로 올라가면서 검사한다. 대상자가 문맹인지 확인하여 문맹이면 란돌트 환을 사용한다. 시력표의 조명은 적절해야 하며 같은 행의 여러 글자를 읽어서 읽지 못하면 그 지점 바로 위가 시력이다.

▶정답 9①, 10③, 11①

12. 눈 검진 방법이다. 옳은 것은?

가. 대상자로 하여금 먼 곳의 물체를 응시하게 하고 그 물체를 코전방 7~8cm 거리로 이동시켜 눈의 수렴을 확인한다.

나. 외안근 검사는 손을 이용하여 6방향을 바라보는 움직임과 그 범위를 평가하는 것이다.

다. 대상자의 동공에 빛을 비추면 빛을 받지 않는 반대편 눈에서도 동공 축소가 나타난다.

라. 검안경 검사 시에는 조명을 밝게 하여 안구의 적반사를 확인하고 안저의 모양과 혈관분포를 확인한다.

① 가, 나, 다　② 가, 다　③ 나, 라
④ 라　⑤ 가, 나, 다, 라

- '가'는 수렴검사로 대상자로 하여금 먼 곳의 물체를 응시하게 하고, 그 물체를 코전방 7~8cm 거리로 이동시켜 눈의 수렴을 확인한다.
- '나'는 외안근 검사로 손을 이용하여 6방향을 바라보는 움직임과 그 범위를 평가하는 것이다.
- '다'는 교감대광반사검사로 대상자의 동공에 빛을 비추면 빛을 받지 않는 반대편 눈에서도 동공 축소가 나타난다.
- '라'는 검안경 검사로 실내 조명을 어둡게 하여 안구의 적반사를 확인하고 안저의 모양과 혈관분포를 확인한다.

13. 각막반사의 정상반응은 무엇인가?

① 순목반사(blinking reflex)　② 동공크기 확장
③ 기침반사　④ 각막감각상실
⑤ 시력감퇴

- 각막검사는 이물질이 각막에 닿으면 무의식적으로 눈을 감는 일종의 보호반사로 각막의 감각이 떨어지면 각막반사의 소실이 나타나므로 외부 위험물로부터 눈을 보호하고 인공눈물을 주입하여 각막건조를 막는다.

14. 망막의 추상체는 주로 어떤 감각을 담당하는가?

① 빛　② 색깔　③ 모양
④ 크기　⑤ 대칭성

- 망막에 있는 추상체는 색깔을 인지하며, 간상체는 명암을 인지한다.

15. 검안경 검사시 나타나는 적반사(red reflex)는 무엇인가?

가. 안압의 증가시에 나타난다.

나. 디옵터의 잘못된 조정으로 나타난다.

다. 망막출혈로부터 나타나는 빛 반사 반응이다.

라. 맥락막으로부터 반사되는 검안경의 불빛이다.

① 가, 나, 다　② 가, 다　③ 나, 라
④ 라　⑤ 가, 나, 다, 라

- 적반사는 정상적이며 맥락막으로부터 반사되는 검안경의 불빛이다.

▶정답 12①, 13①, 14②, 15④

16. 안구돌출증이 나타나는 경우는 언제인가?

① 당뇨병 ② 고혈압 ③ 갑상선기능항진증
④ 안구내 종양 ⑤ 사시

• 안구돌출증은 갑상선기능항진증의 증상이다.

17. 녹내장에서 발생하는 안압상승은 다음 중 어느 증상을 발생시키는가?

① 시야내 부유물 ② 빛 무리 ③ 복시
④ 초자체 출혈 ⑤ 전방출혈

• 시야내 부유물은 초자체내 혈구 등의 결과이며, 복시는 사시이거나 시각로의 어떤 장애로 나타나고 유리체출혈은 망막의 질병으로 인하며 전방출혈은 일반적으로 백내장 수술 후 합병증으로 나타난다.

18. 외상없는 비대칭성 동공은 어떤 결과로 올 수 있는가?

① 백내장 ② 심한 결막염 ③ 망막박리
④ 홍채절제술 ⑤ 뇌종양

• 비외상성 비대칭 동공은 백내장 수술 등으로 인한 홍채절제술에서 나타난다.

19. 정상 시야의 범위는 위쪽( )°, 아래쪽( )°, 코쪽( )°, 귀쪽( )° 이다.

20. 시야장애에서 시교차에 병변이 있을 때, 나타나는 시야장애는 ( )이고, 시각중추에 병변이 있으면 나타나는 시야장애는 ( )이다.

21. 대광반사에 관여하는 뇌신경은 ( )과 ( )이다.

▶정답 16③, 17②, 18④, 19: 위쪽 50°, 아래쪽 70°, 코쪽 60°, 귀쪽 90°, 20: 양측귀쪽 반맹, 동측 반맹, 21: 시신경, 동안신경

CHAPTER 7

귀

사전학습

1. 귀의 구조이다. 지시하는 부분의 명칭을 쓰시오.

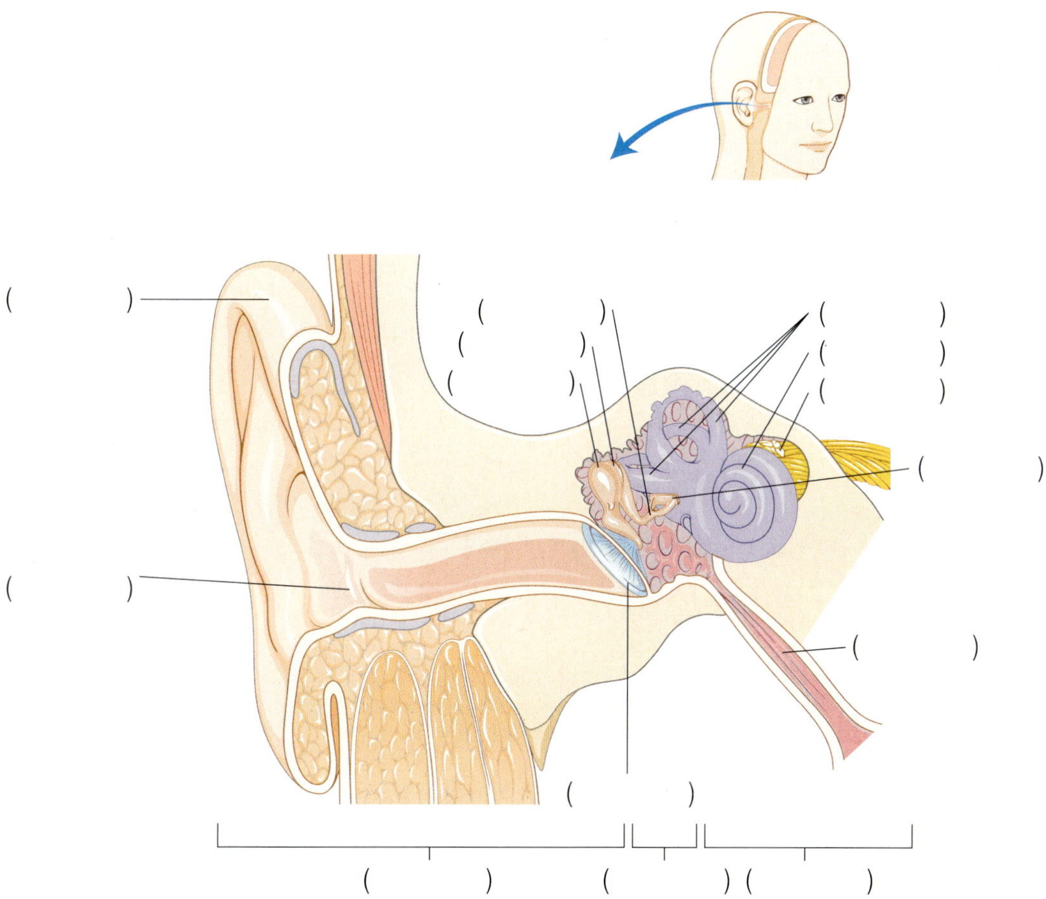

R4 103쪽 참조

2. 이개와 고막의 구조이다. 지시하는 부분의 명칭을 쓰시오.

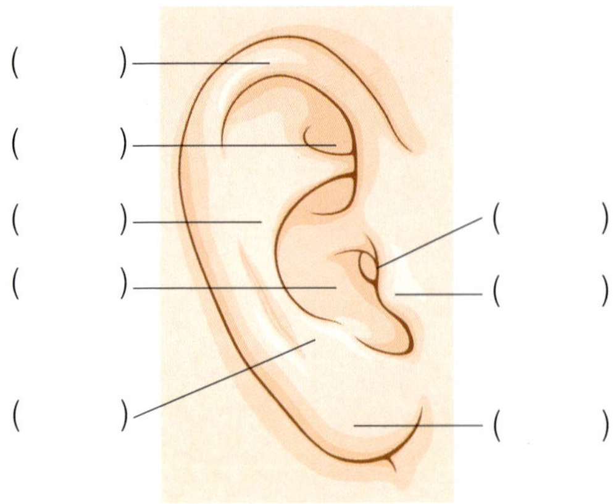

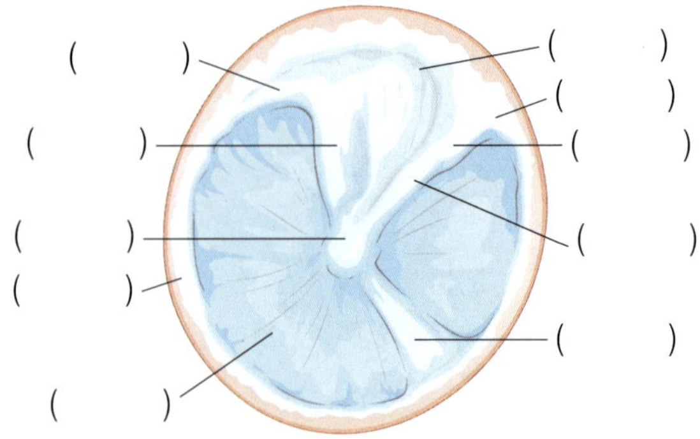

R4 104, 108쪽 참조

3. 중이의 세 가지 기능을 쓰시오.

R4 104쪽 참조

4. 귀에서 뇌까지 소리가 전달되는 두 가지 경로를 비교해서 쓰시오.

R4 105쪽 참조

5. 청력상실 유형들을 비교하여 설명하고, 예를 들어 보시오.

R4 109, 110~112쪽 참조

6. 유아의 중이 감염 위험을 더 크게 하는 구조적 차이를 설명하시오.

R5 290쪽 참조

7. 각 청력검사에 대해 설명하시오.

음성검사(whispered voice test) ______________________

Weber 검사 ______________________

Rinne 검사 ______________________

R4 110~111쪽 참조

8. 소아에서 귀의 정상적인 배열 위치를 설명하시오.

R4 106쪽 참조

9. 이경을 삽입하기 전에 외이도가 일직선이 되게 하기 위해 어떻게 해야 하는지 유아와 성인을 비교해 설명하시오.

R4 108쪽 참조

10. 외이에 발생될 수 있는 각 결절의 외양을 기술하시오.

다윈결절(Darwin's tubercle) ______

꽃양배추양 귀(cauliflower ear) ______

통풍결절(tophi) ______

R4 107쪽 참조

11. 각 청력상실에서 음성검사, Weber 검사와 Rinne 검사에 의한 청력검사 결과를 쓰시오.

전도성 청력상실 ______

감각신경성 청력상실 ______

R4 110쪽 참조

실습보고서

1 다음 양식에 따라 귀를 검진하고, 그 결과를 기록하시오.

2 검진결과 비정상으로 판단된 사정결과는 빨간색으로 밑줄을 긋고, 그 이유를 설명하시오.

대상자 ______________ 나이 ______ 성별 _____ 직업 ______________

검진자 ______________ 검진일시 ______________

I. 건강력

	없음	있음(있다면 상태를 쓰시오)
1. 귀에 통증이 있는가?	____	____________________
2. 귀에 감염이 있는가?	____	____________________
3. 귀에서 분비물이 나오는가?	____	____________________
4. 청력이 소실되었는가?	____	____________________
5. 집이나 직장 환경의 소음이 심한가?	____	____________________
6. 귀에서 울리거나 바스락거리는 소리가 나는가?	____	____________________
7. 현훈(vertigo)을 느낀 적이 있는가?	____	____________________
8. 귀의 청결을 위해 어떤 방법을 사용하는가?	____	____________________

II. 신체검진

1. 외이의 시진과 촉진

크기와 모양 --

피부상태 --

압통 --

외이도 --

2. 이경검사

외이도 --

고막:

색깔과 특성 --

위치 --

팽륜, 퇴축, 천공 여부 --

3. 청력검사

whispered voice 검사 ________________

Weber 검사 ________________

Rinne 검사 ________________

III. 귀의 문제를 가진 대상자에게 가능한 간호진단을 3가지로 기술하시오.

IV. 실습한 내용을 SOAP 형식에 맞추어 기록하시오.

1. 주관적 증상 (병원을 찾은 이유, 건강력사정을 통하여)

2. 객관적 자료 (신체검진 결과)

아래 그림에 기록하시오.

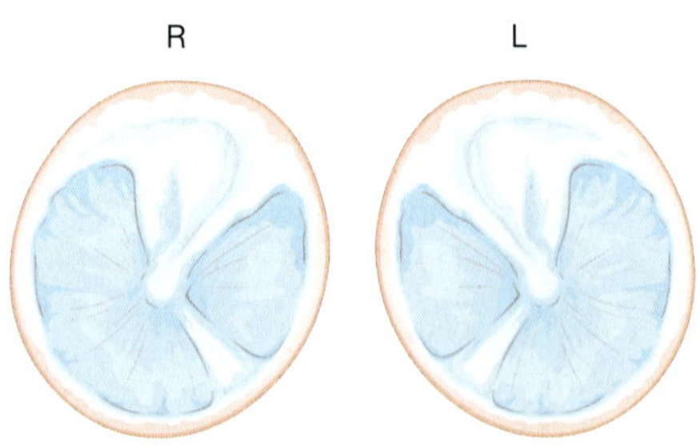

3. 사정 (문제사정 및 진단)

4. 계획 (진단결과 평가, 추후관리, 교육내용 등)

Exercises 연습문제

01. 이경을 대상자의 귀에 삽입하기 전에 간호사가 촉진해야 하는 것은?

① 이륜
② 이주
③ 림프절
④ 부비동
⑤ 이하선

• 이경을 삽입하기 전에 이주를 촉진하여 압통이 없음을 확인해야 한다. 이주의 압통은 외이염의 신호이다.

02. 성인의 귀를 이경으로 검사할 때 이개를 어느 방향으로 잡아 당기는가?

① 후상방
② 전상방
③ 후하방
④ 전하방
⑤ 이개를 잡아당기지 않아도 관찰 가능

• 성인의 경우, 이개를 후상부로 잡아 당겨 이도가 일직선이 되게 한다. 3세 이하의 유아는 이개를 아래로 잡아 당겨야 고막이 잘 보인다.

03. 이구전색은 어떤 유형의 청력상실과 관련이 있는가?

① 중추성 청력상실
② 전도성 청력상실
③ 감각신경성 청력상실
④ 기능성 청력상실
⑤ 혼합성 청력상실

• 전도성 청력상실은 외이와 중이의 비정상적인 기능으로 소리전도가 방해를 받아 발생한다.

▶정답 1②, 2①, 3②

04. 감각신경성 청력상실과 관련이 있는 것은?

① 점진적인 신경변성
② 이물질
③ 이구전색(cerumen impaction)
④ 고막 천공
⑤ 급성 중이염

• 감각신경성 청력상실은 청신경과 대뇌까지 이어지는 신경전달의 이상으로 인해 발생하며, 원인은 노화, 소음, 약물 중독 등이 있다.

05. 다윈결절(Darwin' s tubercle)이란?

① 반흔조직의 과잉증식
② 피지선이 막혀 생긴 결절
③ 통풍결절이라고 하는 통풍의 증후
④ 선천성으로 이륜에 생긴 무통성 결절
⑤ 이륜에 생긴 작고 단단하며 통증이 있는 결절

• 다윈결절은 일반적인 변형의 하나로 이륜에 생긴 무통성 작은 결절이다.

06. 이경검사 시 대상자의 머리의 위치로 적당한 것은?

① 검진자를 향해 기울이게 한다.
② 검진자의 반대쪽으로 기울이게 한다.
③ 가능하면 반듯하게 세우도록 한다.
④ 아래로 기울이게 한다.
⑤ 고개를 뒤로 기울이게 한다.

• 이경은 대상자의 머리를 검진자의 반대쪽으로 기울이게 한 후 삽입한다.

07. 맑은 수액루가 암시하는 것은 무엇인가?

① 감염
② 뇌척수액 누출
③ 코피
④ 부비동염
⑤ 외상

• 맑은 수액루는 뇌척수액 누출을 의미하므로, 이런 결과는 세심하게 평가해야 한다.

▶정답 4①, 5④, 6②, 7②

08. 25세 남자가 갑작스런 난청을 호소하며 병원을 방문했다. 외이도와 고막사정에서 특이한 병변을 발견하지 못하여, 전도성 난청과 감각신경성 난청을 구분하기 위한 신체사정을 하고자 한다. 이 때 준비해야 할 신체검진 도구는 무엇인가?

① 펜 라이트(light pen)
② 이경
③ 광선투시기
④ 음차
⑤ 보청기

• 음차는 청각검진 시 소리 전도를 시험할 때 사용한다.

09. 청력장애가 의심되는 대상자에게 Weber 검사를 실시하였더니, 진동음이 왼쪽 귀로 편기되어 들린다고 하였다. 검진결과가 나타내는 것은?

① 정상
② 왼쪽 귀의 지각신경성 난청
③ 오른쪽 귀의 지각신경성 난청
④ 왼쪽 귀의 전도성 난청
⑤ 오른쪽 귀의 전도성 난청

• Weber 검사에서 정상인은 양쪽 귀에서 동일하게 들리고, 전도성 청력장애인의 경우에는 환측 귀에서 소리가 더 잘 들린다.

10. 중이염 사정과정에서 확인할 수 있는 변화는?

① 고막이 종창되고 팽륜(bulging)되어 있다.
② 고막이 항상 천공(perforation)되어 있다.
③ 대상자는 항상 청력소실을 경험한다.
④ 유양돌기 부위에 염증이 동반되어 있다.
⑤ Weber 검사 결과 정상 귀쪽으로 편기된다.

• 중이염은 중이 내에 고인 삼출액으로 고실내압이 상승되어 고막이 팽륜된다.

11. 골전도를 통해 음의 편기(lateralization) 여부를 확인하는 음차검사는?

① Weber 검사
② Romberg 검사
③ Rinne 검사
④ Whisper 검사
⑤ Schwabach 검사

• Weber 검사는 진동시킨 음차를 대상자 이마의 정중앙이나 머리 꼭대기에 대고 소리가 양쪽에서 똑같이 들리는지 혹은 어느 한쪽에서 더 잘 들리는지를 물어보는 검사이다.

▶정답 8④, 9④, 10①, 11①

12. 이경을 통해 고막을 검진하고 있다. 정상 고막의 색깔은?

① 진한 분홍색　② 크림 같은 흰색
③ 진주빛 회색　④ 약간 노란색
⑤ 인종에 따라 색이 다름

• 고막은 진주빛처럼 반투명의 회색을 띠고 있다.

13. 20세의 여자 대상자는 전화를 받을 때 왼쪽 귀가 잘 들리지 않아 청력검사를 받기 위해 내원하였다. 먼저 음차검사를 받았는데 유양돌기에 음차를 놓았다가 소리가 들리지 않을 때 귀 옆에 대며 소리를 들으라고 하였다. 유양돌기에 음차가 놓여 있을 때는 소리가 들렸으나, 귀 옆에 있을 때는 소리가 들리지 않았다. 이 대상자가 받은 검사의 종류와 청력상실의 종류는 무엇인가?

① Rinne 검사, 전도성 청력상실
② Weber 검사, 전도성 청력상실
③ Rinne 검사, 감각신경성 청력상실
④ Weber 검사, 감각신경성 청력상실
⑤ Schwabach 검사, 감각신경성 청력상실

• 골전도와 공기전도를 비교하는 검사법은 Rinne 검사이며, 전도성 장애가 있을 때 골전도가 공기전도와 같거나(AC=BC) 더 오래 들린다(AC<BC).

14. 귀 사정의 정상 소견으로 바른 것은 어느 것인가?

가. 귀의 윗부분이 눈의 외안각 높이이며, 부착된 각도는 10° 이상이다.
나. 외이도 내벽은 맑은 분비물이 분비되어 늘 촉촉하다.
다. 고막의 광추반사는 염증 시에 나타난다.
라. 고막의 12시 방향에 추골이 보이며, 추골하단에 제부가 관찰된다.

① 가, 나, 다　② 가, 다　③ 나, 라
④ 라　⑤ 가, 나, 다, 라

• 이개는 거의 직각으로 있어야 하며, 각이 10° 이상 차이가 나지 않는다. 외이도는 병변이나 분비물 및 이물이 없어야 한다. 정상 고막은 고막의 주요 구조인 제, 추골병, 광추가 관찰된다.

15. 청각 수용체(hearing receptor)가 위치하는 곳은?

① 전정(vestibule)
② 반규관(semicircular canals)
③ 중이(middle ear)
④ 와우(cochlea)
⑤ 고막(tympanic membrane)

• 와우는 달팽이 껍질과 같이 말려 있고, 수용체 섬모세포인 코티기관을 포함한다.

▶정답 12③, 13①, 14④, 15④

CHAPTER 8 코, 인후

사전학습

1. 코의 구조이다. 각 부분의 명칭을 쓰시오.

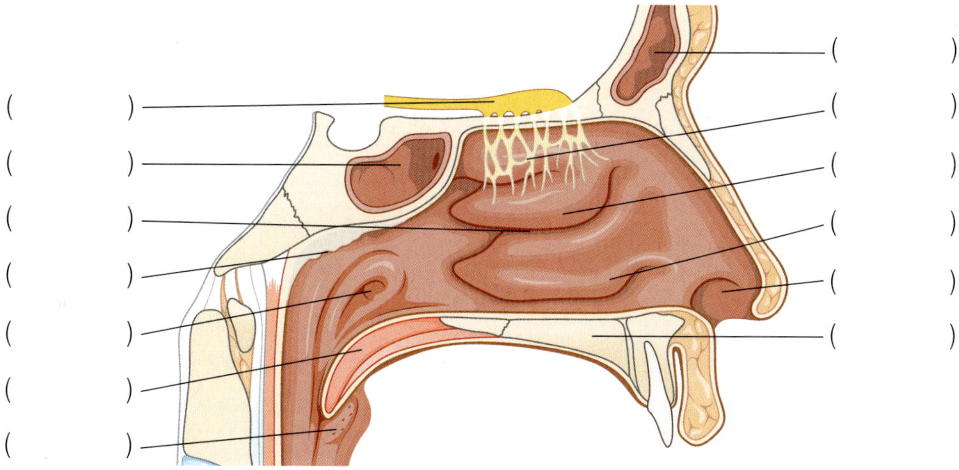

R4 115~116쪽 참조

2. 코의 기능을 쓰시오.

R4 115~116쪽 참조

3. 비강을 구성하고 있는 부분들을 기술하시오.

R4 115~116쪽 참조

4. 비중격 만곡과 천공된 중격의 외양에 대해 기술하시오.

R3 273쪽, R4 119쪽 참조

5. 그림에서 4쌍의 부비동을 찾아 쓰고, 그 기능을 기술하시오.

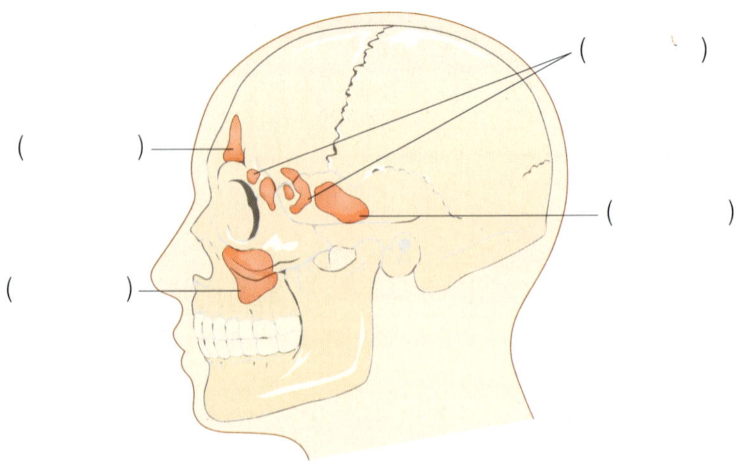

R4 116쪽 참조

6. 구강구조이다. 각 부분의 명칭을 쓰시오.

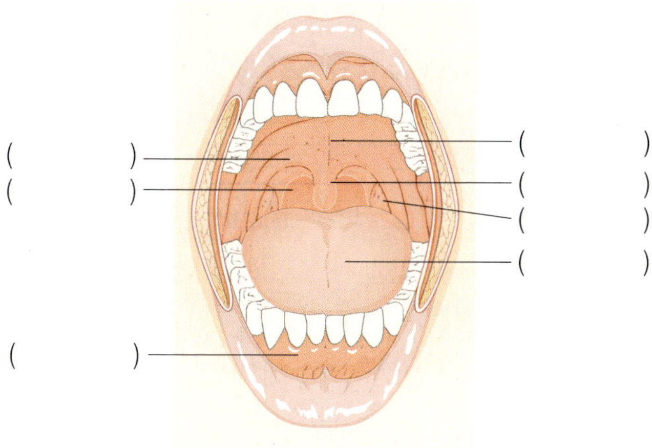

R4 116쪽 참조

7. 아프타성 궤양(aphthous ulcer), 칸디다증(candidiasis), 포다이스 과립(Fordyce's granules), 백반증(leukoplakia)의 신체적 외양과 임상적 의의를 비교하시오.

R4 122쪽 참조

8. 편도의 크기에 대한 4등급 척도를 나열하시오.

R3 277~278쪽 참조

9. 혀에서 다음 결과들의 외양과 임상적 의의를 기술하시오.

평활혀(smooth tongue) ______________________________

열구혀(fissured tongue) ______________________________

지도상 혀(geographic tongue) ______________________________

모혀(hairy tongue) ______________________________

R4 122쪽 참조

10. 목의 구조이다. 지시하는 곳에 해당하는 구조명을 쓰시오.

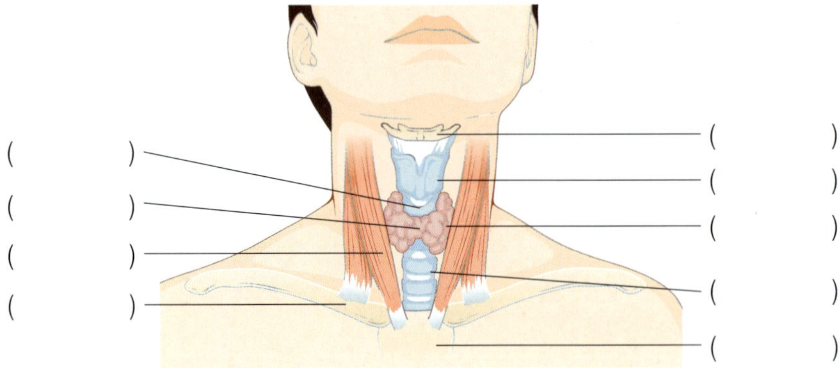

R4 117쪽 참조

11. 목에 위치한 림프절의 명칭을 쓰시오.

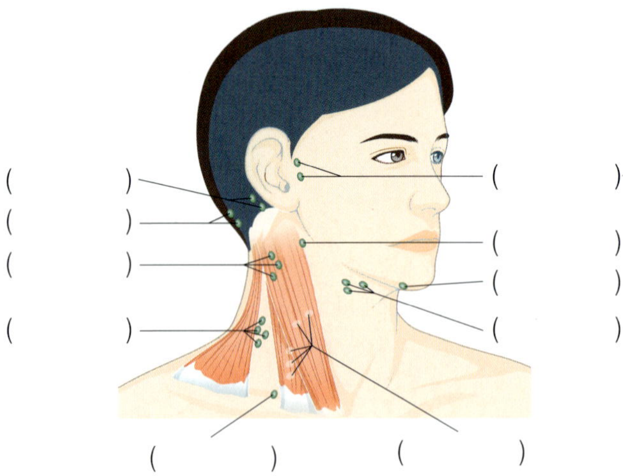

R4 124쪽 참조

12. 대상자의 림프절을 촉진할 때 간호사가 관찰해야 할 요소를 열거하시오.

R4 123쪽 참조

실습보고서

1 다음 양식에 따라 코, 구강, 인후를 검진하고, 그 결과를 기록하시오.

2 검진결과 비정상으로 판단된 사정결과는 빨간색으로 밑줄을 긋고, 그 이유를 설명하시오.

대상자 ______________ 나이 ______ 성별 _____ 직업 _____________

검진자 ______________ 검진일시 ______________

I. 건강력

1. 코	없음	있음(있다면 상태를 쓰시오)
1) 비강 분비물이 있는가?	____	____________________
2) 감기를 비정상적으로 자주 혹은 심하게 앓는가?	____	____________________
3) 부비동 통증이나 부비동염이 있는가?	____	____________________
4) 코에 외상 혹은 손상을 받았는가?	____	____________________
5) 비 출혈이 있는가?	____	____________________
6) 알레르기나 고초열이 있는가?	____	____________________
7) 후각의 변화가 있는가?	____	____________________

2. 구강과 인후	없음	있음(있다면 상태를 쓰시오)
1) 구강과 혀에 궤양(sores)이 있는가?	____	____________________
2) 인후통이 있는가? 얼마나 자주?	____	____________________
3) 잇몸 출혈이 있는가?	____	____________________
4) 치통이 있는가?	____	____________________
5) 쉰 목소리, 음성의 변화가 있는가?	____	____________________
6) 삼키는데 어려움이 있는가?	____	____________________
7) 미각의 변화가 있는가?	____	____________________
8) 흡연을 하는가? 하루에 얼마나?	____	____________________
9) 매일의 치아관리는 어떻게 하는가?	____	____________________

3. 경부	없음	있음(있다면 상태를 쓰시오)
1) 목에 통증이 있는가?	____	____________________
2) 목에 멍울(lumps)이나 부종이 있는가?	____	____________________
3) 목에 수술 받은 적이 있는가?	____	____________________

II. 신체검진

1. 코의 시진과 촉진

대칭성 ______________________

기형, 염증 ______________________

외비공의 개방도 ______________________

비경 검사:

비점막의 색 ______________________

분비물, 이물질 ______________________

비중격: 편위, 천공, 출혈 ______________________

비갑개: 색, 종창, 삼출, 용종 ______________________

2. 부비동의 촉진

전두동 ______________________

상악동 ______________________

광선투시법(필요하다면) ______________________

3. 구강의 시진

입술 ______________________

치아와 잇몸 ______________________

구강점막 ______________________

혀 ______________________

구개와 구개수 ______________________

4. 인후의 시진

편도: 상태와 등급 ______________________

인두벽 ______________________

검사과정에서 호흡 시 냄새, 구취 여부 ______________________

5. 경부 시진

대칭성 ____________________

기관의 위치 ____________________

비정상적인 박동 ____________________

갑상선 비대 ____________________

림프절 비대 ____________________

6. 경부림프절의 촉진

정확한 위치 ____________________

크기와 모양 ____________________

압통 유무 ____________________

이동성 및 주위조직에의 고착성 ____________________

주변의 염증 여부 ____________________

감촉(hard, soft, firm) ____________________

7. 기관의 촉진 ____________________

8. 갑상선의 촉진 ____________________

9. 갑상선의 청진(비대가 확인되면) ____________________

III. 코, 구강, 인후의 문제를 가진 대상자에게 가능한 간호진단을 3가지로 기술하시오.

IV. 실습한 내용을 SOAP 형식에 맞추어 기록하시오.

1. 주관적 자료 (병원을 찾은 이유, 건강력 사정을 통하여)

2. 객관적 자료 (신체검진 결과)

아래 그림에 기록하시오.

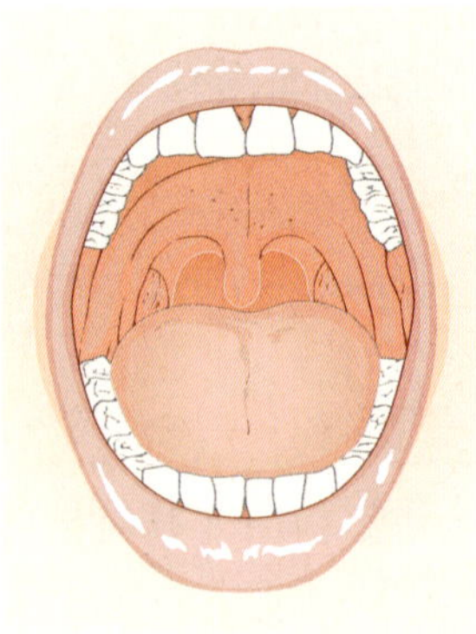

3. 사정 (문제사정 및 진단)

4. 계획 (진단결과 평가, 추후관리, 교육내용 등)

Exercises 연습문제

01. 전두동을 사정할 때 간호사가 촉진해야 할 부위는?

① 이마 ② 광대뼈 아래 ③ 측두골 위
④ 양눈 사이 ⑤ 코 주위

• 전두동은 이마에 위치하고 있다.

02. 특정 향기를 구별해 내는 능력은 어느 뇌신경의 기능에 따르는가?

① I ② II ③ III
④ IV ⑤ V

• 코의 개존과 후신경(뇌신경 I)은 향기의 구별 능력으로 평가한다.

03. 코와 부비동 검진과 관련된 내용으로 옳지 않은 것은?

① 정상 비점막은 구강점막보다 붉은 연홍색이다.
② 알러지성 비염은 점막이 창백하고 맑은 분비물을 볼 수 있다.
③ 부비동 사정은 시진, 촉진, 타진 방법을 사용한다.
④ 광선 투시경은 부비동에 차 있는 액체를 확인하기 위해 사용한다.
⑤ 전두동 검진은 눈에 압력을 주면서 콧등에서 이마를 향하여 밀어본다.

• 전두동 검진은 눈썹 바로 밑이나 상안와의 골융기 바로 아래를 이마를 향하여 밀며, 눈에 압력을 주지 않도록 한다.

04. 부비동 중 사정이 가능한 곳은?

① 전두동과 상악동
② 사골동과 접형골동
③ 전두동과 사골동
④ 상악동과 접형골동
⑤ 전두동과 접형골동

• 전두동과 상악동만이 사정 가능하다.

▶정답 1①, 2①, 3⑤, 4①

05. 부비동을 검진하는데 사용하는 검진법은?

가. 촉진으로 압통을 확인한다.
나. 시지와 중지로 가볍게 두드리는 타진으로 압통을 확인한다.
다. 광선투시경은 피부에 밀착시켜 비춘다.
라. 코 주위의 종창이 있는지 시진한다.

① 가, 나, 다 ② 가, 다 ③ 나, 라
④ 라 ⑤ 가, 나, 다, 라

• 부비동 검진은 시진, 촉진, 타진과 필요하다면 광선투시법으로 사정한다.

06. 기도폐쇄를 일으키는 응급상황을 유발할 수 있는 질환은?

① 인두염 ② 편도염 ③ 편도주위농양
④ 부비동염 ⑤ 비중격만곡증

• 편도주위농양은 연하통이 심하고 구개수는 붉게 종창된다. 이는 기도폐쇄를 일으키는 응급상황을 유발할 수 있다.

07. 구역반사(gag reflex)는 어떤 뇌신경에 의해 조정되는가?

① 설하신경과 미주신경 ② 설인신경과 미주신경
③ 삼차신경과 미주신경 ④ 삼차신경과 안면신경
⑤ 설인신경과 설하신경

• 구역반사는 미주신경과 설인신경의 정상 여부를 테스트하기 위해 사용된다.

08. 구강과 인후에 대한 검진을 하였다. 정상을 나타내는 소견이 아닌 것은?

① 대상자에게 "아" 소리를 내도록 하니 연구개가 올라왔다.
② 구개수는 중앙에 위치하며 자유롭게 움직인다.
③ 대상자에게 혀를 내밀어 보도록 하였더니 대칭으로 움직였다.
④ 혀가 붉고 매끈하다.
⑤ 편도는 작고 분홍빛이며 좌우대칭이다.

• 혀가 붉고 매끈한 것은 유두가 소실된 것으로 비타민 B_{12}, 나이아신, 철분의 결핍을 나타낸다.

09. 구강사정 시 관찰 가능한 소견에 대한 설명으로 적절한 것은?

가. 우측 설하신경이 마비된 경우, 혀는 마비된 오른쪽으로 편위된다.
나. 유두 소실은 Vit B_{12}, 엽산 결핍이나 철 결핍성 빈혈 시 나타난다.
다. 미주신경의 손상이 있는 경우, 구개수는 마비된 반대쪽으로 편위된다.
라. 백반증(leukoplakia)은 흡연가에게서 많으며 구강암의 전구증상일 수 있다.

① 가, 나, 다 ② 가, 다 ③ 나, 라
④ 라 ⑤ 가, 나, 다, 라

• 설하신경(12뇌신경)이 손상을 받았을 때 혀는 마비 쪽으로 편위된다. 붉고 매끈한 혀는 비타민이나 철 결핍에서 나타난다. 미주신경(10뇌신경)이 손상되면 구개수가 한쪽으로 편위되거나 움직임이 없다. 혀와 구강점막에 나타나는 백반증은 흡연과 관계가 있으며 전암상태이다.

▶정답 5⑤, 6③, 7②, 8④, 9⑤

10. 후두암은 일찍 발견할 수 있는데, 간호사가 예상할 수 있는 가장 흔한 대상자의 일차적 증상은?

① 연하곤란
② 쉰 목소리의 지속
③ 만성적으로 냄새나는 호흡
④ 말할 때 나는 기침
⑤ 시진으로 관찰되는 경부의 비후된 덩어리

• 후두암의 가장 흔한 증상은 쉰 목소리가 지속해서 나타나는 것이다.

11. 갑상선 협부는 어느 부위 바로 아래에 위치하는가?

① 설골(hyoid bone)
② 윤상연골(cricoid cartilage)
③ 갑상연골(thyroid cartilage)
④ 하악골(mandible)
⑤ 상악골(maxilla)

• 갑상선 협부는 윤상연골 바로 아래에 위치한다.

12. 갑상선 촉진 시 비대가 확인되었다면, 다음의 조치로 적절한 것은?

① 기관 편위를 확인한다.
② 경동맥 위에서 혈관잡음을 청진한다.
③ 대동맥 판막 부위에서 심잡음을 청진한다.
④ 갑상선 측엽 위에서 혈관잡음을 청진한다.
⑤ 흉쇄유돌근을 이완시킨 후 촉진을 재시도한다.

• 갑상선 비대가 의심되면 대사항진 상태를 나타내는 혈관잡음을 청진한다.

13. 갑상선의 신체검진에 대한 설명으로 올바른 것은?

① 갑상선 촉진은 대상자의 전면에서만 실시한다.
② 정상적으로 청진 상 잡음(bruit)을 들을 수 있다.
③ 침을 삼키면 갑상선 협부가 위에서 아래로 움직인다.
④ 정상 성인에서 갑상선은 촉진되지 않으며 협부는 감지될 수 있다.
⑤ 갑상선 촉진 상 단단하게 만져진다.

• 정상의 갑상선은 촉진할 수 없으나 협부는 촉진이 가능하다.

▶정답 10②, 11②, 12④, 13④

14. 건강한 사람의 목에서 간혹 림프절이 촉진되는 것은 정상이다. 이때 정상적인 결절의 특징은 무엇인가?

① 이동성이 있으며 부드러운 느낌이고 압통이 없다.
② 크고 무리지어 있으며 압통이 있다.
③ 단단하고 고정되어 있으며 압통이 있다.
④ 단단하고 고정되어 있으며 압통이 없다.
⑤ 커져 있으나 부드럽고 따뜻하며 견고함이 나타나지만 자유롭게 움직인다.

• 정상적인 림프절은 이동성이 있으며 부드러운 느낌이고 만져도 아프지 않다.

15. 3일 전부터 인후통을 호소하여 병원을 방문한 12세 된 아동의 목을 촉진한 결과, 턱 바로 아래 림프절이 부어 있는 것이 확인되었다. 이 림프절은 무엇인가?

① 전이개 림프절
② 하악 림프절
③ 이하 림프절
④ 편도 림프절
⑤ 전 경부 림프절

• 이하 림프절은 턱 바로 아래 위치한다.

16. 목의 흉쇄유돌근 상부 쪽에 유동성의 둥근 결절과 압통을 호소하면 연관성을 알기 위하여 무엇을 사정해야 하는가?

① 입을 벌리고 인후를 시진한다.
② 구토반사를 확인한다.
③ 이경으로 이도 및 고막을 시진한다.
④ 입을 벌리어 이하선 분비를 확인하다.
⑤ 갑상선의 크기와 모양을 촉진한다.

• 상경추 림프절은 상기도 감염 시에 영향을 받는다.

17. 두경부 신체검진 중 림프절 촉진 방법으로 옳은 것은?

가. 전 이개 림프절에서 시작하여 빠짐없이 촉진한다.
나. 가볍게 눌러 촉진한다.
다. 양 손으로 촉진하여 양 측을 비교한다.
라. 좌위에서 가장 잘 촉진된다.

① 가, 나, 다 ② 가, 다 ③ 나, 라
④ 라 ⑤ 가, 나, 다, 라

• 양 손가락의 바닥을 이용하여 가볍게 누르면서 부드럽게 원을 돌리며 촉진한다. 경부 림프절은 좌위에서 가장 잘 촉진되며, 전이개에서 턱 아래로 림프연쇄를 따라 양측으로 촉진해간다.

▶정답 14①, 15③, 16①, 17⑤

CHAPTER 9 폐

사전학습

1. 다음 호흡기계 구조에서 지시하는 곳에 해당하는 구조명을 쓰시오.

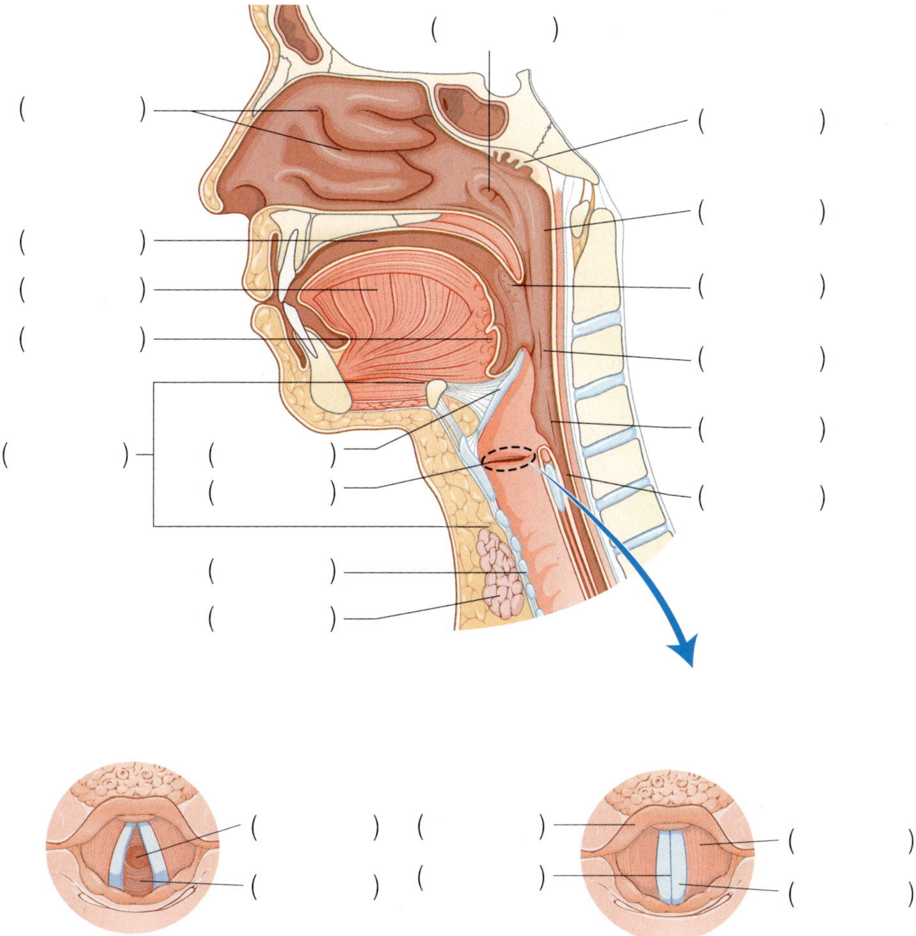

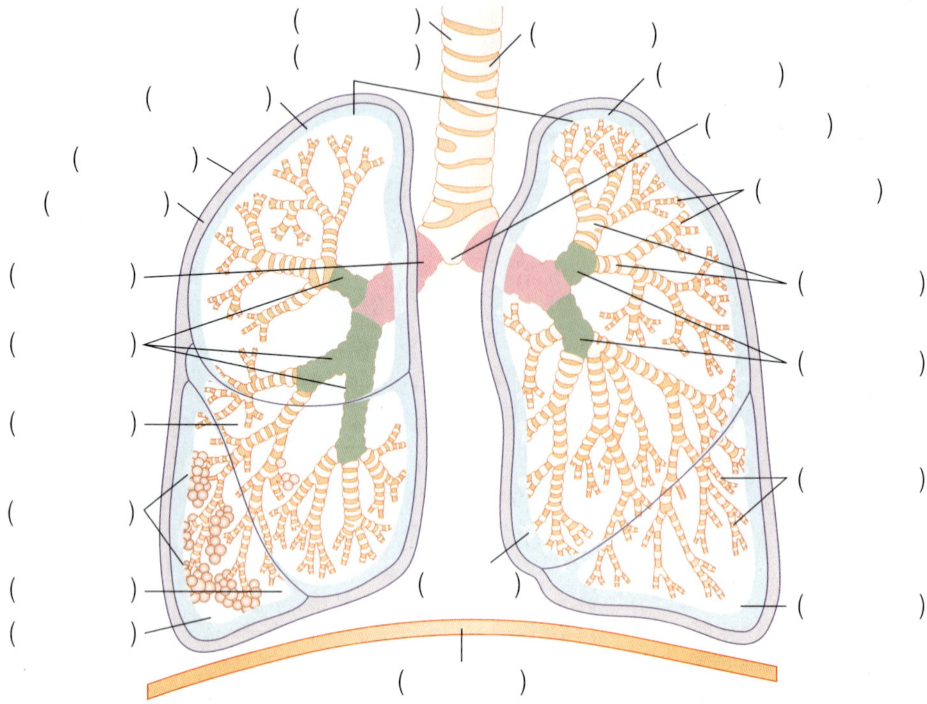

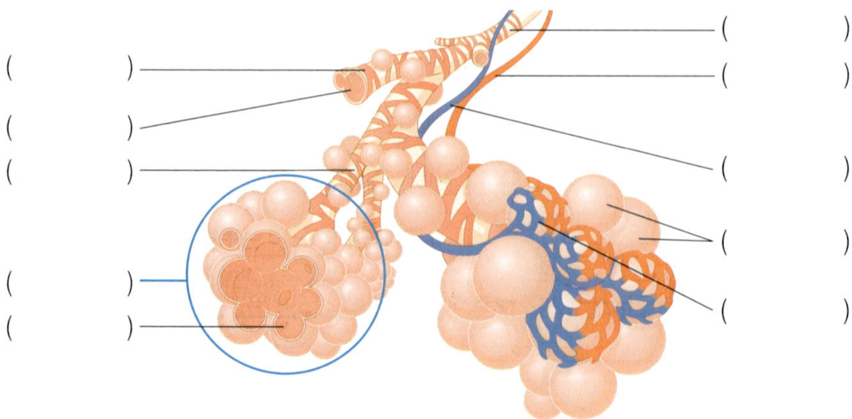

R4 133쪽 참조

2. 다음은 해부학적 구조의 위치를 확인할 때 사용되는 흉부의 평가기준이 되는 늑골, 척추의 번호와 임의선의 명칭을 쓰시오.

앞면

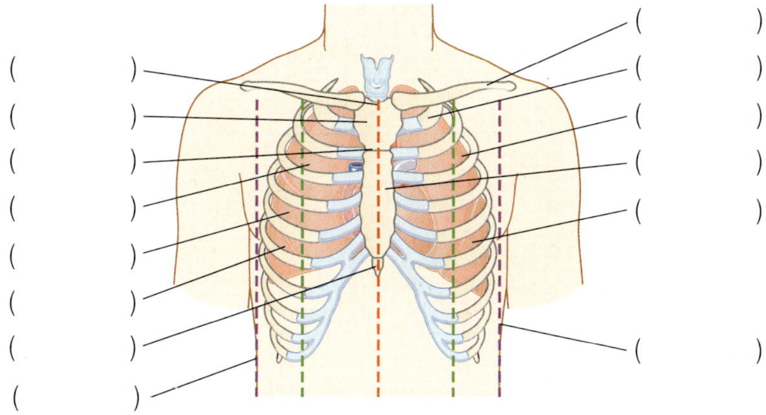

뒷면

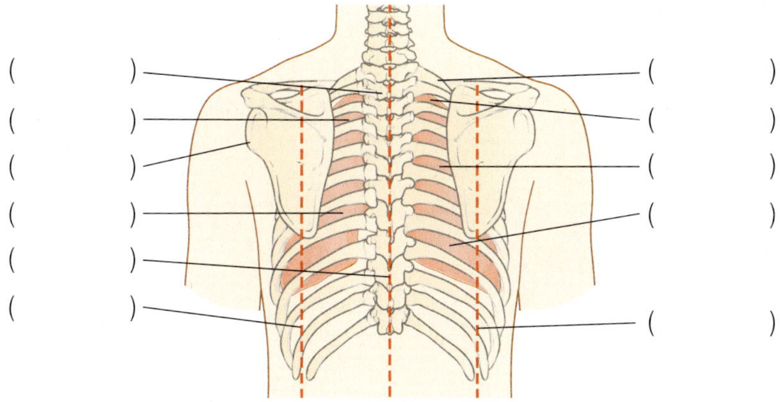

R4 134쪽 참조

3. 기관이 좌·우기관지로 나누어지는 위치를 쓰시오.

R4 132쪽 참조

4. 흉막(pleura)의 기능을 쓰시오.

R4 132쪽 참조

5. 호흡 운동에 관여하는 주요 근육과 보조 근육명을 쓰시오.

R4 134~135쪽 참조

6. 호흡 조절기전을 설명하시오.

R4 135쪽 참조

7. 호흡기계 구조와 기능에 관련된 용어들이다. 간단히 정의하시오.

폐포 ______________________________

흉골각(Louis angle) ______________________________

세기관지 ______________________________

섬모 ______________________________

사강 ______________________________

틈새(fissure) ______________________________

R5 451~452, 465쪽 참조

8. 호흡기계 건강력을 수집할 때 사정해야 할 주요 증상들과 그 이유를 쓰시오.

R4 136쪽 참조

9. 흉곽의 전후 직경과 좌우 직경을 비교했을 때 적정 비율을 기술하고, 이 비율이 의미하는 바를 쓰시오.

R4 138쪽 참조

10. 성인의 정상 늑골각을 쓰시오.

R4 138쪽 참조

11. 4가지 형태의 정상 호흡음에 대해 설명하시오.

명칭	위치	설명

R4 144쪽 참조

12. 횡격막 운동의 정상 소견을 쓰시오.

R4 143쪽 참조

13. 촉진성 진동음(tactile fremitus)을 검진할 때 강도에 영향을 미치는 3가지 요소를 쓰시오.

1) ______

2) ______

3) ______

R4 140쪽 참조

14. 정상 폐 조직에서 들리는 타진음의 특성을 쓰시오.

R4 142쪽 참조

15. 청진시 외부 소음으로 볼 수 있는 요소들을 쓰시오.

R4 144쪽 참조

16. 성대진동음의 종류를 제시하고 간단히 정의하시오.

R4 146쪽 참조

17. 비정상적인 호흡양상이 나타날 때 사용되는 용어들이다. 간단히 정의하시오.

빈호흡 ______

느린호흡 ______

무호흡 ______

과다호흡 ______

쿠스말호흡 ______

체인 - 스톡호흡 ______

비오호흡 ______

R4 149~150쪽 참조

18. 비정상적인 호흡음에서 사용하는 용어들이다. 간단히 정의하시오.

미세 악설음 ______

거친 악설음 ______

천명음 ______

건성수포음 ______

협착음 ______

흉막마찰음 ______

R4 151~152쪽 참조

19. 호흡기 장애의 종류이다. 간단히 정의하시오.

천식 ______________________

무기폐 ______________________

만성기관지염 ______________________

폐기종 ______________________

폐엽성 폐렴 ______________________

흉막삼출 ______________________

기흉 ______________________

R4 152~153쪽 참조

20. 흉곽 기형의 종류를 나열하고 간단히 설명하시오.

____

____

____

____

R4 146~148쪽 참조

실습보고서

1 다음 양식에 따라 호흡기계를 검진하고, 그 결과를 기록하시오.

2 검진결과 비정상으로 판단된 사정결과는 빨간색으로 밑줄을 긋고, 그 이유를 설명하시오.

대상자 ____________ 나이 ______ 성별 _____ 직업 ____________

검진자 ____________ 검진일시 ____________

I. 건강력

	없음	있음(있다면 상태를 쓰시오)
1. 기침을 하는가?	____	________________
2. 호흡곤란이 있는가?	____	________________
3. 호흡할 때 흉통이 있는가?	____	________________
4. 기침할 때 객담이 배출되는가?	____	________________
5. 과거 폐질환을 앓은 적이 있는가?	____	________________
6. 담배를 피우는가? 하루에 얼마나 피우는가?	____	________________
7. 호흡에 영향을 미치는 어떤 생활환경이나 작업환경에 노출되어 있는가?	____	________________
8. 결핵검사, 흉부촬영, 인플루엔자 예방접종을 받은 적이 있는가?	____	________________

II. 신체검진

1. 시진

1) 흉곽의 형태 --

2) 호흡 수와 호흡양상 --

3) 호흡시 부속근 사용 여부 --

4) 자세 --

5) 얼굴표정 --

6) 의식수준 --

7) 피부 --

8) 곤봉손가락 --

2. 촉진

1) 대칭적인 흉곽의 팽창 여부

2) 촉진성 진동음

3) 압통, 덩어리 등의 확인

4) 기관의 위치

3. 타진

1) 폐의 타진(타진상 폐, 간, 심장, 위장의 경계부위를 다음 그림에 표시하시오.)

2) 횡격막 운동(흡기와 호기시의 횡격막 움직임을 다음 그림에 표시하시오.)

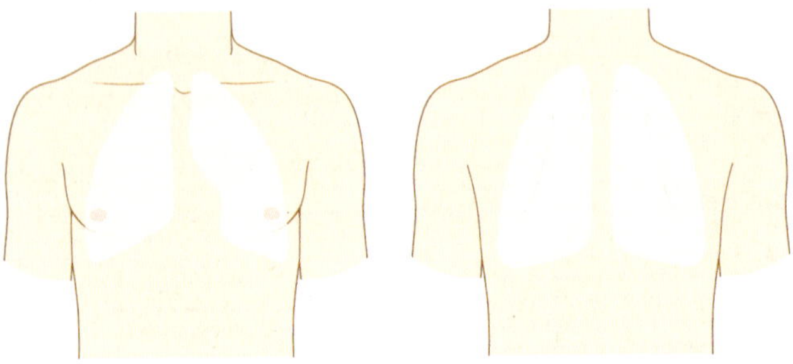

4. 청진

다음 호흡음 청진부위를 각각의 색으로 표시하시오

1) 호흡음: ①기관지음(청색) ②기관지 - 폐포음(노랑) ③폐포음(빨강)

2) 성대진동음(기관지 성음, 양명음, 흉음; 검정색)

3) 비정상 호흡음(초록)

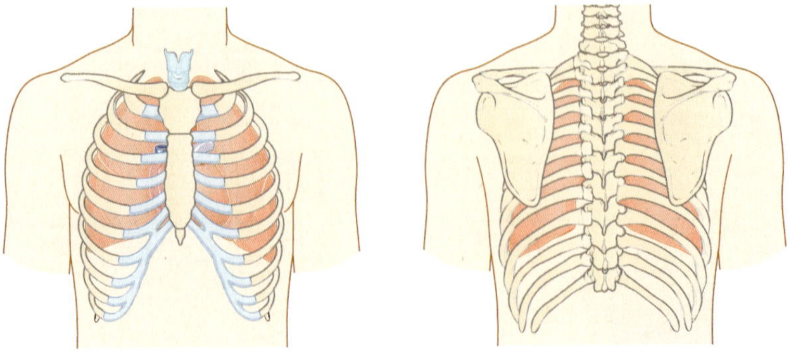

III. 실습한 내용을 SOAP 형식에 맞추어 기록하시오.

1. 주관적 자료 (병원을 찾은 이유, 건강력 사정을 통하여)

2. 객관적 자료 (신체검진 결과)

3. 사정 (문제사정 및 진단)

4. 계획 (진단결과 평가, 추후관리, 교육내용 등)

Exercises 연습문제

01. 흉부 신체검진 시에 흉골각(Louis angle)을 지표로 하여 무엇을 사정할 수 있는가?

가. 기관분기점　　나. 제 2늑골
다. 경정맥압　　라. 대동맥궁

① 가, 나, 다　② 가, 다　③ 나, 라
④ 라　⑤ 가, 나, 다, 라

• 흉골각 위치가 기관분기점, 제 2늑골, 제 4흉추를 찾는 지표이고, 경정맥압 측정은 흉골각에서 높이를 측정한다.

02. 다음 중 가스교환이 일어나는 주요 호흡의 단위는 무엇인가?

① 기관
② 기관지
③ 폐엽
④ 폐포
⑤ 세기관지

• 하부기도는 1차 기관지, 2차 기관지, 3차 기관지, 호흡성 세기관지, 폐포관 그리고 마지막으로 폐의 가스교환 단위인 폐포로 분기된다. 성인의 폐에는 약 30억개의 폐포가 있다.

03. 좌측 폐에 대한 설명은 무엇인가?

① 3개의 엽을 가지고, 우측 폐보다 작다.
② 2개의 엽을 가지고, 우측 폐보다 작다.
③ 2개의 엽을 가지고, 우측 폐보다 크다.
④ 3개의 엽을 가지고, 우측 폐보다 크다.
⑤ 2개의 엽을 가지고, 우측 폐와 같은 크기다.

• 좌측폐는 우측폐보다 더 작으며, 상·하 두 엽으로 되어 있다.

▶정답 1①, 2④, 3②

04. 흉곽과 폐 검진 중 청진 방법에 대한 설명이다. 옳은 것은?

가. 상부에서 하부로 내려가며 청진한다.
나. 청진기의 판형을 사용한다.
다. 청진부위 한 곳에서 완전 흡기와 완전 호기를 듣는다.
라. 대상자에게 입으로 숨 쉬도록 요청한다.

① 가, 나, 다 ② 가, 다 ③ 나, 라
④ 라 ⑤ 가, 나, 다, 라

• 청진은 상부에서 하부로 내려가며 청진기의 판형을 이용하여 각 위치에서 완전 흡기와 완전 호기를 듣는다. 이때 대상자는 입으로 숨을 쉰다.

05. 건강한 대상자의 폐의 하엽을 청진할 때 들을 수 있는 호흡음은 어느 것인가?

① 기관음 ② 기관지음 ③ 폐포음
④ 기관지-폐포음 ⑤ 천명음

• 폐포음은 부드럽고 낮으며, 흡기 시 지연되며 폐의 하엽에서 들을 수 있다.

06. 다음은 어떤 호흡음에 관한 설명인가?

> 청진시 분비물이나 부종으로 좁아진 기도를 공기가 통과할 때 들을 수 있다.

① 악설음 ② 천명음 ③ 마찰음
④ 협착음 ⑤ 후두음

• 악설음(crackle): 습윤된 작은 기도나 폐포를 공기가 통과할 때 폐 전역에서 청진
• 마찰음(rubbing): 늑막의 염증으로 흡기 말기나 호기 초기에 흉곽하부의 전측면에서 청진
• 협착음(stridor): 후두나 기관의 부분적 폐쇄로 상기도를 통해 힘을 주어 공기를 통과시킬 때 나타나며 흡기 시 기관 부위에서 청진
• 후두음(grunting): 폐포의 허탈 방지를 위해 폐에 공기가 생리학적으로 정체되는 호기 시 중심기도 부위에서 그렁거리는 소리 청진

07. 무기폐의 급성기에 나타나는 짧고 깊은 호흡패턴을 무엇이라고 하나?

① 쿠스말호흡(kussmaul's respiration)
② 체인-스톡호흡(Cheyne-Stokes respiration)
③ 비오호흡(Biot' s respiration)
④ 무호흡(apnea)
⑤ 과호흡(hyperpnea)

• 비오호흡은 무기폐의 급성기에 번갈아 나타나는 짧고 깊은 호흡패턴이다.

08. 폐렴 대상자의 청진 시 들을 수 있는 악설음을 옳게 설명한 것은?

① 좁아진 기관지에서 쌕쌕거리는 소리이다.
② 호기 시에 낮고 그렁거리는 소리이다.
③ 흡기, 호기 시에 낮고 삐걱거리며 문지르는 소리이다.
④ 호기 시 시끄럽고 높게 울부짖는 소리이다.
⑤ 흡기 시에 폐의 저부에서 나는 머리카락 마찰소리이다.

• 악설음은 폐포에 분비물이 고여서 나는 소리이므로 폐저부에서 머리카락 부비는 소리이다.

▶정답 4⑤, 5③, 6②, 7③, 8⑤

09. 손바닥을 이용하여 촉진성 진동음을 조사한 결과, 흉부 후면의 좌측 상엽부분의 진동음이 감소되었다. 의심할 수 있는 상태는?

① 폐렴 ② 폐종양 ③ 만성기관지염
④ 폐기종 ⑤ 결핵

• 폐렴, 폐종양, 만성기관지염, 결핵은 폐가 경화되는 경우로 그 부위의 촉진성 진동음이 증가한다.

10. 흉부의 타진 방법으로 옳은 것은?

가. 타진을 시행하는 오른손의 움직임이 빠르고 신속하고 정확하게 한다.
나. 타진음을 정확히 판별할 때까지 여러번 시행한다.
다. 흉부 후면의 횡격막 확장을 타진할 경우 대상자는 반드시 숨을 멈추고 있어야 한다.
라. 타진음의 강도가 크면 정확한 타진음을 얻을 수 있다.

① 가, 나, 다 ② 가, 다 ③ 나, 라
④ 라 ⑤ 가, 나, 다, 라

• 타진음의 강도만 크다고 정확한 타진이 이루어지는 것은 아니므로 검진자는 가벼운 타진이 정확한 타진음을 이끌어 낼 수 있도록 여러 번 연습하는 것이 중요하다.

11. 만성폐쇄성 폐질환 대상자에게서 술통모양의 가슴의 의미는 무엇인가?

① 폐의 신축성 상실
② 척주의 뒤틀림
③ 늑간근의 신축성 증가
④ 하부 흉골의 함몰
⑤ 흉골이 앞쪽으로 치우침

• 만성폐쇄성 폐질환 대상자에게서 술통형 가슴은 폐의 신축성 감소와 횡격막의 편평화를 나타낸다. 또한 흡기 동안 보조근육을 사용하며, 대상자는 쉽게 숨이 가빠진다.

12. 저산소증으로 인한 청색증을 검사하기에 가장 좋은 부위는 어디인가?

① 손톱 ② 얼굴피부 ③ 입안의 점막과 혀
④ 코 ⑤ 귀

• 비록 청색증이 저산소증의 지연된 증상이기는 하지만, 그것은 혀와 입 같은 중심부의 점막에서 가장 잘 보인다. 손톱 색은 산소화보다는 관류(perfusion)와 더 관계가 깊다.

13. 미세한 악설음(fine crakle)이 들리는 것은 어느 것인가?

① 천식 ② 폐섬유증 ③ 신경근 질환
④ 만성기관지염 ⑤ 폐부종

• 악설음은 폐섬유증처럼 위축되거나 뻣뻣한 폐포가 탁 열릴 때 난다. 천명음(wheezing)은 일반적으로 천식과 동반되며, 신경근 질환으로 감소된 호흡음을 동반한다.

▶정답 9④, 10①, 11①, 12③, 13②

14. 32살 된 건설현장 근로자가 6m 높이 발판에서 떨어졌다. 대상자는 호흡곤란을 호소하고 있다. x-ray검사결과 오른쪽 흉부에서 기흉이 발견되었다. 이 대상자의 오른쪽 폐를 타진할 때 들리는 소리는?

① 고음(tympany)
② 탁음(dullness)
③ 과공명음(hyperresonance)
④ 편평음(flatness)
⑤ 공명음(resonance)

• 기흉이 있는 대상자에게서 병변이 있는 쪽의 늑막강을 타진하면 증가된 과공명음을 들을 수 있다.

15. 폐렴으로 입원한 63세 된 대상자의 폐를 청진하면서 "ninety-nine" 라고 반복해서 대상자에게 말하도록 하는 것은 어떤 음을 청진하기 위해서인가?

① 기관지성음(bronchophony)
② 양명음(egophony)
③ 흉음(pectoriloquy)
④ 염발음(crepitus)
⑤ 촉감진탕음(tactile fremitus)

• 기관지성음(bronchophony)을 검사하기 위하여 대상자의 폐를 청진하는 동안 대상자에게 "99" 또는 "blue moon"을 말하도록 한다. 정상조직 위에서는 불분명하게 들리나, 경화된 조직 위에서는 크게 들린다.

16. 흉곽 팽창시 대칭성을 사정하는 정확한 방법은?

① 등쪽 늑골 9번이나 10번에 엄지를 대고 후측면 흉벽을 나머지 손으로 감싸서 양손의 엄지 간격이 호흡에 따라 움직이는 것을 시진한다.
② 흉부에 손바닥을 대고 대상자에게 "ninety-nine"이란 단어를 반복하게 한다.
③ 흉골을 사이에 두고 손바닥을 가슴에 대어본다.
④ 흉벽의 모양과 형태를 시진한다.
⑤ 흉부의 뒤쪽을 타진한다.

• 대칭성을 평가하기 위해서는 가슴에서는 양손 엄지손가락을 2번 혹은 5번 늑간에 대고 숨을 깊게 들이쉬게 하고, 등쪽에서는 9, 10번 늑골 근처에서 동일한 방법을 적용한다.

17. 횡격막 운동이 나타나지 않는 경우는?

① 천식
② 흉벽이 두꺼울 때
③ 아래쪽 엽의 무기폐 또는 늑막 삼출액
④ 연령에 따른 흉벽의 변화
⑤ 흉벽의 염증

• 폐기종, 호흡부전, 횡격막마비, 무기폐, 비만, 복수가 있는 대상자의 횡격막은 움직이지 않는다.

▶정답 14③, 15①, 16①, 17③

18. 검진 후 증가된 호흡률, 좌측 폐의 팽창 감소, 좌하엽 타진시 둔탁음, 좌하엽 위로 점점 커지는 악설음이 있다고 기록되었다면, 이 소견으로 예상 가능한 진단은?

① 기관지염 ② 천식 ③ 흉막삼출액
④ 폐엽성 폐렴 ⑤ 폐기종

- 폐렴이 있으면 폐포에 세포잔해와 삼출물이 쌓여 가스교환이 방해되어 빠른 호흡을 하며 흉막염증으로 인한 통증, 가래, 열, 오한 증상을 가지며 폐렴이 있는 부위는 둔탁음, 성대진동음, 기관지 호흡음, 악설음이 들린다.

19. 대상자의 손톱검사에서 손톱의 기저각이 160° 이상이고, 만졌을 때 스펀지처럼 느껴졌다. 고려해 볼 수 있는 것은?

① 정상
② 무기폐
③ 폐엽성 폐렴
④ 만성 울혈성 심질환과 만성폐쇄성 폐질환(COPD)
⑤ 성인호흡곤란증후군(adult respiratory disress syndrome, ARDS)

- 장기간의 조직 저산소증으로 말초혈관이 증식되어 곤봉손가락이 나타난다. 곤봉손가락은 손톱이 푸석푸석하고 기저각이 160° 이상이다.

20. 신체검진 결과, 흡기와 호기 모두 거칠고 낮은 음이 들리고 대상자는 호흡시 통증을 호소하였다. 이러한 증상으로 예상되는 것은?

① 악설음
② 천명음
③ 협착음
④ 흉막마찰음
⑤ 무기폐성 악설음

- 흉막마찰음은 낮은 음조로 삐걱거리며 문지르는소리로서 흡기와 호기 모두에서 들리며, 마찰음이 들리는 부위에서 통증을 호소한다.

21. 촉진성 진동음을 검사할 때 중요한 것은?

① 호흡을 빠르게 쉬게 한다.
② 기침을 시킨다.
③ 대칭적으로 흉부를 촉진한다.
④ 청진기의 종형 부분을 사용한다.
⑤ 조용히 말하게 한다.

- 진동을 촉진할 수 있도록 충분히 큰소리로 "ninety-nine" 이라고 반복하며 대칭적으로 촉진한다.

▶정답 18④, 19④, 20④, 21③

CHAPTER 10

심장 및 혈관계

사전학습

1. 다음 심장 및 혈관계 구조에서 지시한 곳에 해당되는 명칭을 쓰시오.

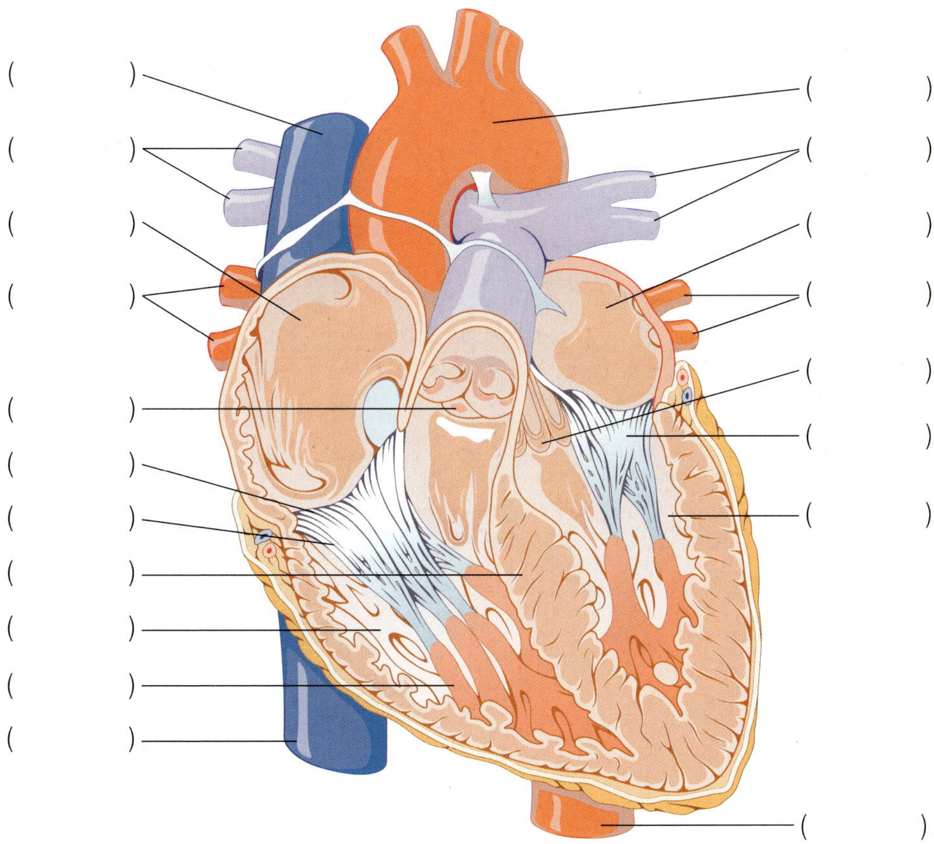

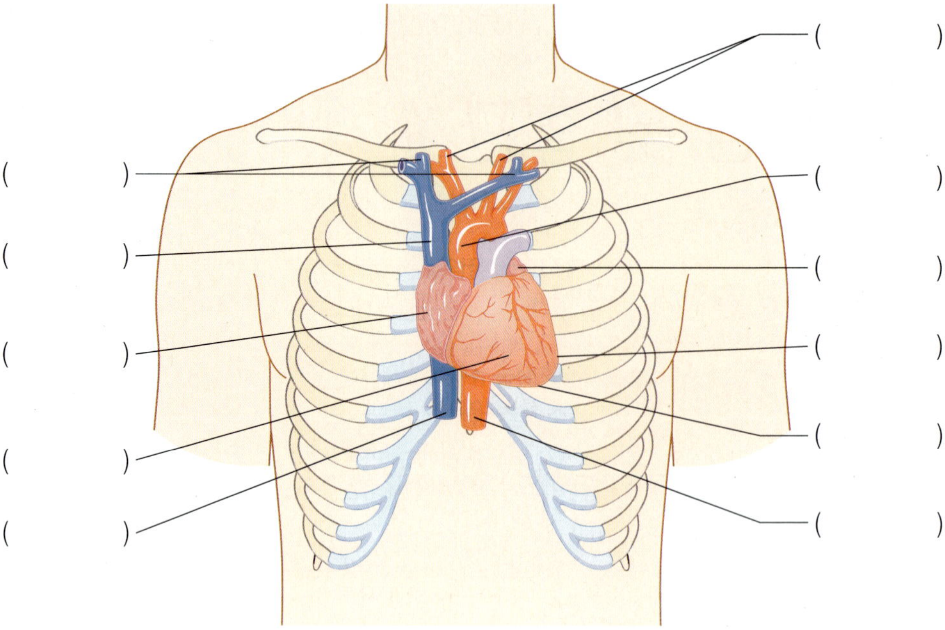

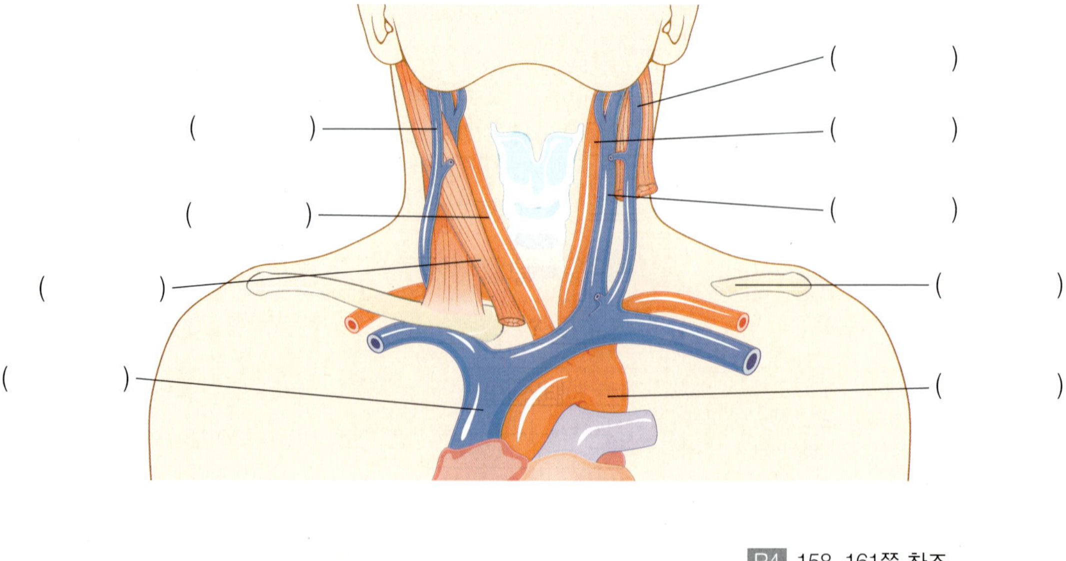

R4 158, 161쪽 참조

2. 동맥과 정맥의 구조와 기능을 쓰시오.

R4 160쪽 참조

3. 정맥혈액이 심장으로 귀환하는 것을 돕는 기전을 설명하시오.

R5 394~395쪽 참조

4. 심장주기(수축기와 이완기)에서 각각의 시기에 나타나는 심장 내 압력변화, 혈류, 판막의 개폐상황을 쓰시오.

수축기 ______________________________

이완기 ______________________________

R4 160쪽 참조

5. 전부하(preload)와 후부하(afterload)에 대한 정의를 내리시오.

전부하 ______________________________

후부하 ______________________________

R4 159쪽 참조

6. 교감신경과 부교감신경이 심장과 혈관에 미치는 기능을 쓰시오.

교감신경계 ______________________________

부교감신경계 ______________________________

R4 159쪽 참조

7. 경동맥 맥박과 내경정맥 맥박을 구분하는 방법을 쓰시오.

R4 172쪽 참조

8. 심혈관계의 건강력을 사정하기에 적합한 도구의 목록을 쓰시오.

R4 164쪽 참조

9. 심혈관계의 건강력을 수집할 때 사정해야 할 주요 증상들과 사정이유를 쓰시오.

심장계 ______________________

혈관계 ______________________

R4 162쪽 참조

10. 심첨맥박(apical impulse)에 대한 정의와 측정 가능한 위치를 쓰시오.

R4 165쪽 참조

11. 심첨맥박의 위치가 변화될 수 있는 비정상적인 상태에 관해 3가지 쓰시오.

1) ______________________

2) ______________________

3) ______________________

R4 165쪽 참조

12. 정상적인 제 1심음(S_1)과 2심음(S_2)의 발생 기전을 쓰시오.

S_1 ______________________________

S_2 ______________________________

R4 170쪽 참조

13. 호흡이 심음에 미치는 영향을 쓰시오.

R4 170쪽 참조

14. 제 1심음이 심첨부위와 심장 기저부에서 들리는 특성과 강도를 쓰시오.

R4 170쪽 참조

15. 제 2심음이 심첨부위와 심장 기저부에서 들리는 특성과 강도를 쓰시오.

R4 170쪽 참조

16. 폐동맥판 부위에서 들리는 정상적인 제 2심음 분열음의 생리적 기전을 설명하시오.

R4 170쪽 참조

17. 제 3심음(S_3)에 대한 정의를 내리시오. 심장주기에서 제 3심음의 발생 시기, 들을 수 있는 부위 및 청진 방법을 쓰시오.

R4 170쪽 참조

18. 제 4심음(S_4)에 대한 정의를 내리시오. 심장주기에서 제 4심음의 발생 시기, 들을 수 있는 부위와 청진방법을 쓰시오.

R4 170쪽 참조

19. 진전(thrill), 혈관잡음(bruit), 심잡음(murmur) 용어를 각각 정의하시오.

R4 179~181쪽 참조

20. 히브(heave 또는 lift) 용어의 정의와 그 의미를 쓰시오.

R4 179쪽 참조

21. 심잡음의 발생기전을 쓰시오.

R4 180쪽 참조

22. 심잡음을 듣고 기술할 때 알아둘 점과 심잡음 등급을 쓰시오.

R4 171쪽 참조

23. 하지의 동맥부전(arterial insufficiency)과 만성정맥부전(venous insufficiency)의 결과적으로 나타나는 특성 차이를 비교하시오.

R4 178쪽 참조

실습보고서

1 다음 양식에 따라 심혈관계를 검진하고, 그 결과를 기록하시오.

2 검진결과 비정상으로 판단된 사정결과는 빨간색으로 밑줄을 긋고, 그 이유를 설명하시오.

대상자 ____________ 나이 _____ 성별 _____ 직업 ____________

검진자 ____________ 검진일시 ____________

I. 건강력

1. 심장계	없음	있음(있다면 상태를 쓰시오)
1) 흉통이나 흉부의 갑갑함이 있는가?	_____	____________
2) 호흡곤란이 있는가?	_____	____________
3) 기침을 하는가?	_____	____________
4) 발이나 다리에 부종이 있는가?	_____	____________
5) 쉽게 피로를 느끼는가?	_____	____________
6) 수면 시 베개를 2개 이상 사용하는가?	_____	____________
7) 안면 피부색이 푸르거나 잿빛으로 변한 적이 있는가?	_____	____________
8) 야간에 소변을 보기 위해 깨는가?	_____	____________
9) 과거 심장질환을 앓은 적이 있는가?	_____	____________
10) 가족 중 심장질환을 앓은 사람이 있는가?	_____	____________
11) 흡연을 하는가?	_____	____________
12) 운동을 규칙적으로 하는가?	_____	____________
13) 고콜레스테롤 함유식품을 선호하는가? 얼마나 자주 섭취하는가?	_____	____________
14) 스트레스가 자주 쌓이는가?	_____	____________
15) 단시간 내에 업무를 완수해야 하는 급박감을 느끼는가?	_____	____________
16) 혈압이 높거나 당뇨병이 있는가?	_____	____________

2. 혈관계	없음	있음(있다면 상태를 쓰시오)
1) 다리에 통증(조이는 듯한)이 있는가? 어느 부위인가?	_____	____________
2) 팔 또는 다리에 피부색의 변화가 있는가?	_____	____________
3) 팔 또는 다리에 궤양이나 병변이 있는가?	_____	____________
4) 다리에 부종이 있는가?	_____	____________
5) 복용하고 있는 약이 있는가?	_____	____________

II. 신체검진

심장계

1. 시진과 촉진

피부색과 상태

흉벽의 움직임과 박동

히브(heave and lift)

심첨박동

위치

직경

강도

2. 청진

심박 수와 리듬

정상 S_1, S_2의 확인

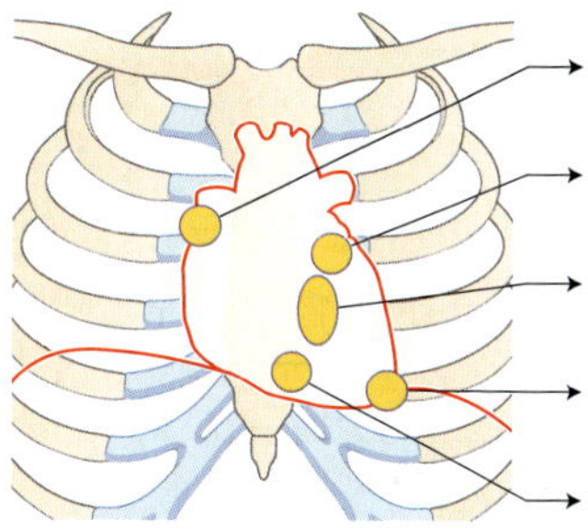

S_1, S_2의 변화 확인

비정상적인 심음 확인

수축기에서의 심잡음 확인

이완기에서의 심잡음 확인

혈관계

1. 경동맥

시진과 촉진

2. 경정맥계

경정맥압

3. 상지

- 시진

피부와 손톱색

대칭성

병변

부종

곤봉손가락(clubbing)

- 촉진

온도

피부결

모세혈관 재충혈(capillary refill)

맥박 수와 강도

Allen 검사(필요한 경우)

4. 하지

- 시진

색깔

체모 분포

정맥 상태 / 정맥류

- 크기

종창(swelling) / 부종

위축

종아리 둘레 측정: R cm, L cm

피부병변 혹은 궤양

- 촉진

온도

Homan' s sign 측정

압통

맥박 측정 위치 및 강도

부종(있으면, 부종등급)

• 청진

혈관잡음(bruit)(있다면) ______

	요골 (brachial)	상완 (radial)	대퇴 (femoral)	슬와 (popliteal)	족배동맥 (D. pedis)	후경골 (P. tibial)
오른쪽						
왼쪽						

(0 = 없음 +1 = 약함(weak & thhready), +2 = 정상, +3 = 박동성(bounding))

5. **추가검사**

Manual compression test ______

피부색의 변화: 하지 상승시, 다리를 흔들 때, 피부색이 정상으로 돌아오는 시간 ______ 초

도플러 초음파 검사 ______

부위 ______

발목 - 팔 지수(ABI) $\frac{\text{발목 수축기압(\quad)}}{\text{상완 동맥압(\quad)}}$ = (　　) 또는 (　　)%

III. 실습한 내용을 SOAP 형식에 맞추어 기록하시오.

1. 주관적 자료 (병원을 찾은 이유, 건강력 사정을 통하여)

2. 객관적 자료 (신체검진 결과)

3. 사정 (문제사정 및 진단)

4. 계획 (진단결과 평가, 추후관리, 교육내용 등)

Exercises 연습문제

01. 심방수축의 발생은?

① 심실수축 초기
② 심실이완동안
③ 심실수축과 동시에
④ 심실수축과 이완과는 독립적으로
⑤ 심실수축 말기

• 심장의 이완기 전반부에서는 심방에 있는 혈액이 심실로 중력에 의해 수동적으로 심실로 들어가고 심방수축기에는 나머지 혈액이 들어간다. 그러므로 심방의 수축은 심실이완기에 이뤄진다.

02. 경정맥압을 측정한 것 중 비정상적 소견으로 볼 수 있는 것은?

① 침상머리 30° 상승했을 때 흉골각 위 1cm 부위에 경정맥 박동이 있음
② 침상머리 30° 상승했을 때 흉골각 위 2cm 부위에 경정맥 박동이 있음
③ 침상머리 45° 상승했을 때 흉골각 위 4cm 부위에 경정맥 박동이 있음
④ 침상머리 45° 상승했을 때 흉골각 위 5cm 부위에 경정맥 박동이 있음
⑤ 침상머리 90° 상승했을 때 흉골각 위 경정맥 박동이 없음

• 경정맥압은 침상머리를 30°, 45°로 올리고 관찰할 때 4cm 미만이어야 정상이다. 바로 서 있는 자세에서는 경정맥 박동이 없다.

03. 청진기를 이용하여 심음을 측정할 때 적절한 사용법은 어느 것인가?

① 제 1, 2심음은 청진기의 판형으로 가볍게 눌러 듣는다.
② 제 3, 4심음은 청진기의 판형으로 가볍게 눌러 듣는다.
③ 제 1, 2심음은 청진기의 종형으로 단단히 눌러 듣는다.
④ 제 1, 2심음은 청진기의 판형으로 단단히 눌러 듣는다.
⑤ 제 3, 4심음은 청진기의 종형으로 단단히 눌러 듣는다.

• 고음청취를 위한 판형(diaphragm) 청진기는 단단하게 압력을 가하여 듣는다. 저음청취를 위한 종형(bell) 청진기는 가볍게 눌러서 듣는다. 제 1심음과 제 2심음은 고음이고 제 3심음과 제 4심음은 저음이다.

▶정답 1②, 2④, 3④

04. 정상인에서 심장의 이완기 시작을 알리는 심음을 청진하는 부위는?

① 좌측 쇄골 중앙선상의 제 5늑간 부위
② 우측 쇄골 중앙선상의 제 3늑간 부위
③ 중앙 액와선상의 제 3늑간 부위
④ 흉골 좌·우측 2번째 늑간 부위
⑤ 흉골하부 4번째 늑간 부위

• 심장의 이완기 시작을 알리는 심음은 제 2심음으로 대동맥 및 폐동맥판막이 닫힐 때 생기는 소리이다. 제 2심음의 청진부위는 흉골의 우측 2번째 늑간부위(대동맥판막 부위)와 흉골의 좌측 2번째 늑간부위(폐동맥판막 부위)가 된다.

05. 대상자의 건강력에 관한 면담에서 심장에 영향을 줄 수 있는 생활양식 중 위험요인으로 볼 수 있는 것은?

가. 고지방 식이　　나. 정서적 긴장
다. 흡연　　라. 환경

① 가, 나, 다　② 가, 다　③ 나, 라
④ 라　⑤ 가, 나, 다, 라

• 고지 방식이, 정서적 긴장, 흡연은 심박동수, 혈압, 호흡에 영향을 미쳐 순환계 질환을 일으킬 수 있다.

06. 심음을 들을 때 제 1심음을 가장 잘 들을 수 있는 위치는 어디인가?

① 심저부　② 심첨부　③ 흉골의 오른쪽 2번째 늑간
④ 전흉부　⑤ Erb's 점

• 제 1심음은 심첨부에서 가장 잘 들린다.

07. 3살 된 소녀에서 제 3심음이 청진되었다. 이 심음에 대한 판단은 ?

① 정상적인 결과이다.
② 심근경색증 병력이 있다.
③ 심부전의 징후 가능성이 있다.
④ 승모판 협착이 있다.
⑤ 심방부위 중격결손의 징후 가능성이 있다.

• 제 3심음은 아동에서는 정상적으로 나타나고, 성인에서는 심부전 시 나타난다.

08. 정상적인 모세혈관 충만 시간으로 다음 중 맞는 것은?

① 1~3초　② 4~6초　③ 7~10초
④ 20~30초　⑤ 40~60초

• 모세혈관 충만 시간이 3초 이상이면, 투과력 지연이나 감소를 의미한다.

▶정답 4④, 5①, 6②, 7①, 8①

09. 53세의 성인에서 제 4심음이 청진되었다. 이 심음에 대한 판단은?

① 심부전
② 폐부종
③ 임신 제 3기에 나타나는 정상적인 결과
④ 고혈압
⑤ 심방중격결손

• 제 4심음은 노인이나 고혈압 대상자, 대동맥 협착증, 심근경색증 대상자에게서 들린다.

10. 제 3심음(S_3)과 제 2심음(S_2)을 구분하는 가장 큰 차이는?

① S_3은 낮은 음이고 심첨부위에서 청진된다.
② S_2는 좌측 흉골 경계면에서 청진된다.
③ S_2는 호흡에 따라 변한다.
④ S_3는 기저부에서 들리고 호흡에 따라 변한다.
⑤ S_2는 심첨부에서 들리고 낮음 음이다.

• 제 3심음은 '켄터키'의 '키' 소리와 같이 낮은 음이고 심실이 급격히 채워질 때 난다. 제 2심음은 일반적으로 '덥' 같은 소리를 내며 크고 고음이다.

11. 심낭마찰음을 청진하는 방법으로 가장 적절한 것은?

① 대상자를 앉혀 앞으로 기대게 하고 호기를 시킨 후 청진기의 판형으로 듣는다.
② 대상자 앞에서 청진기의 종형으로 듣는다.
③ 대상자를 반듯이 눕혀 정상 호흡을 할 동안 기저부위에서 듣는다 .
④ 대상자를 좌측위로 눕게 한 후 청진기의 판형으로 듣는다.
⑤ 대상자를 좌측으로 눕히고 심장의 기저부를 듣는다.

• 대상자를 바로 앉혀 앞으로 기대게 하고 숨을 내쉬도록 한 후 왼쪽 3번째 늑간에서 청진기의 판형(diaphragm)으로 듣는다.

12. 맥박 진폭의 감소와 증가가 호흡과 관련이 있는 맥박의 파형은?

① 이단맥　② 도약성 맥　③ 교대맥
④ 이봉맥　⑤ 기이맥

• 기이맥은 진폭의 감소와 증가가 호흡과 관련이 있으며, 특히 흡기때 진폭이 현저히 감소한다.

13. 승모판협착증 대상자의 청진에서 들리는 심잡음의 특징은?

① 휘파람 소리가 점점 약하게 들리는 심잡음이 들린다.
② 저음조의 럼블링, 점강점약성의 심잡음이 들린다.
③ 수축기에 중간음조의 심잡음이 들린다.
④ 고음조의 휘파람성 심잡음이 들린다.
⑤ 수축기 전반에 걸처 고음의 심잡음이 들린다.

• 승모판이 석회화되어 혈액흐름을 방해하는 승모판협착증에서는 저음조의 럼블링, 점강, 점약성의 심잡음이 들린다.

▶정답 9④, 10①, 11①, 12⑤, 13②

14. 다음 중 심혈관계 문제가 있는 대상자의 전형적인 증상 호소에 해당되는 것은 ?

가. 흉통　　나. 심계항진
다. 피로　　라. 하지부종

① 가, 나, 다　② 가, 다　③ 나, 라
④ 라　⑤ 가, 나, 다, 라

• 심혈관계 문제가 있는 대상자는 전형적으로 흉통, 심계항진, 피로, 하지부종을 호소한다.

15. 말초혈관계를 사정하기 위하여 대상자의 양 다리를 30cm 정도 올리고 60초 동안 발을 까닥까닥하게 한 뒤 관찰한 결과 피부가 창백하게 변했다. 그 다음 침대 가에 앉혀 발을 내려 놓았을 때 10초 정도가 되어 발의 피부색은 분홍색으로 돌아왔으며, 혈관에 혈액이 채워지는데 약 15초 걸렸다. 이 결과에 대한 해석은?

① 정상범위의 결과이다.
② 동맥부전증을 의심해야 한다.
③ 정맥부전증을 의심해야 한다.
④ 우심실부전을 의심해야 한다.
⑤ 이 결과만으로는 판정내리기 어렵다.

• 위의 검사는 동맥기능 부전증을 검사하는 방법 중의 하나로 10초 내에 원래의 피부색으로 돌아오고, 15초 정도에 혈액이 채워지는 것은 정상이다.

16. 정맥부전증 대상자에게 무릎을 굴곡시킨 상태에서 갑자기 족배굴곡을 하면 종아리의 심한 통증을 느끼는지를 검사했다. 검사명은?

① Allen 검사
② Compression 검사
③ Homan 징후 검사
④ Trendelenburg 검사
⑤ Straight - leg - raising 검사

• 혈전성정맥염 징후를 사정하기위해 발등 쪽을 젖히게 하여 장딴지근육에 통증이 있는지 사정하는 Homan 징후 검사이다.

17. 다리의 동맥부전증 징후에 해당되는 것은?

가. 피부가 차고 창백하다.
나. 다리와 발에 통증을 호소한다.
다. 발가락 주위가 진홍색이다.
라. 발목주위의 궤양이 발생한다.

① 가, 나, 다　② 가, 다　③ 나, 라
④ 라　⑤ 가, 나, 다, 라

• 동맥부전이 있는 대상자에서는 맥박이 감소되거나 없어지고 피부는 차고 창백하며 빛난다. 다리와 발에 통증을 호소하며 발가락 주위가 진홍색으로 변하면서 궤양이 발생한다. 그러나 만성정맥부전증 대상자는 맥박이 있으나 부종으로 촉진이 어렵고 발목주위 궤양이 잘 생긴다.

▶정답 14⑤, 15①, 16③, 17①

18. 흉막마찰음이 있을 것으로 예상되는 대상자에서 이 소리가 잘 들리지 않을 때 어떻게 하면 잘 들을 수 있는가?

① 대상자에게 숨을 참으라고 한다.
② 대상자에게 숨을 크게 내쉬라고 한다.
③ 대상자에게 왼쪽으로 누우라고 한다.
④ 오랫동안 대상자 가슴부위에 청진기를 대고 있는다.
⑤ 앞으로 기대어 앉게 한다.

• 마찰음이 의심되나 잘 들리지 않는 대상자에게는 숨을 참으라고 한다.

19. 심장 전면부의 심근경색증이 있는 대상자가 관상동맥질환 집중치료실(coronary care unit)에 입원하였다. 건강사정을 하는 동안 대상자의 발등에서 촉진한 맥박의 이름은 ?

① 슬와맥 ② 족배맥 ③ 후경골맥
④ 요골동맥 ⑤ 척골동맥

• 발등에서 촉진되는 맥박은 족배맥(dorsalis pedis pulses)이다.

20. 57세 된 비만한 남자가 식사 중 발생된 흉통으로 응급실을 방문하였다. 심근경색과 관련하여 가장 흔하게 나타나는 흉통의 형태는?

① 쓰라리고 쑤시는 듯한 통증
② 둔하면서 찌르는 듯한 통증
③ 꽉 조이는 듯한 압박감
④ 날카롭고 심한 통증
⑤ 과호흡, 호흡부전에 의한 지속적이고 간헐적인 통증

• 심근경색과 관련되어 가장 전형적으로 나타나는 통증은 꽉 조이는 듯한 압박감(tightness and pressure)이다.

21. 신체검진을 할 때 심장이 약하여 감지가 어려운 대상자를 청진할 때 적절한 체위는?

가. 반듯이 누운 자세
나. 앞으로 기대어 앉는 자세
다. 오른쪽으로 누운 자세
라. 왼쪽으로 누운 자세

① 가, 나, 다 ② 가, 다 ③ 나, 라
④ 라 ⑤ 가, 나, 다, 라

• 심음이 약한 대상자의 청진을 할 때 가장 좋은 방법은 대상자를 앞으로 기대어 앉게하거나 왼쪽으로 눕히는 것이다.

▶정답 18①, 19②, 20③, 21③

CHAPTER 11 유방과 겨드랑이

➔➔ 사전학습

1. 다음 유방의 구조에서 각 부분의 명칭을 쓰시오.

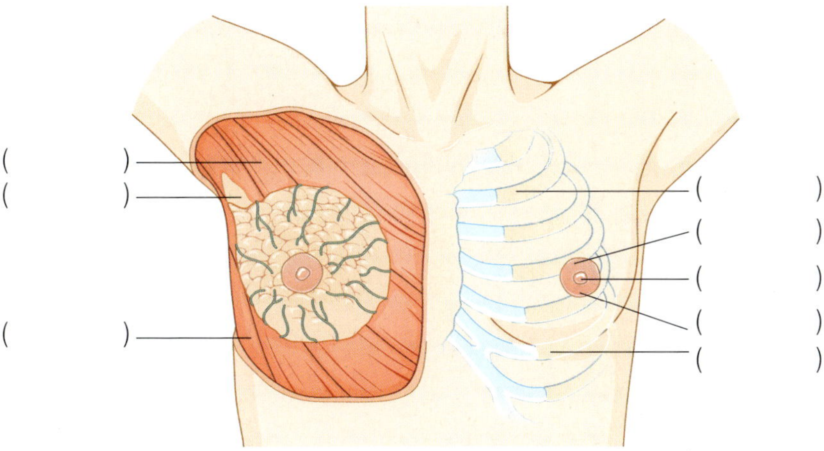

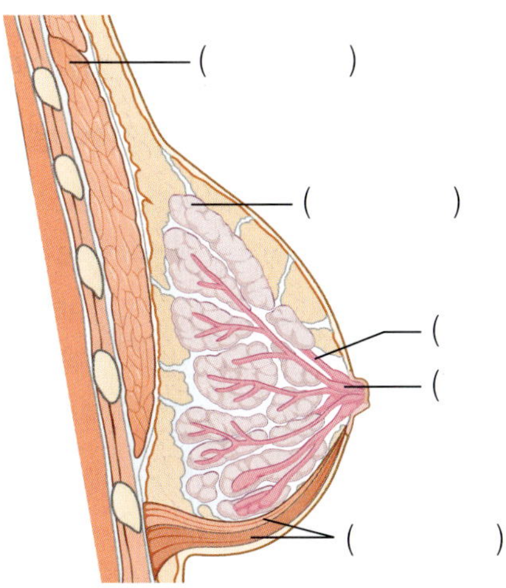

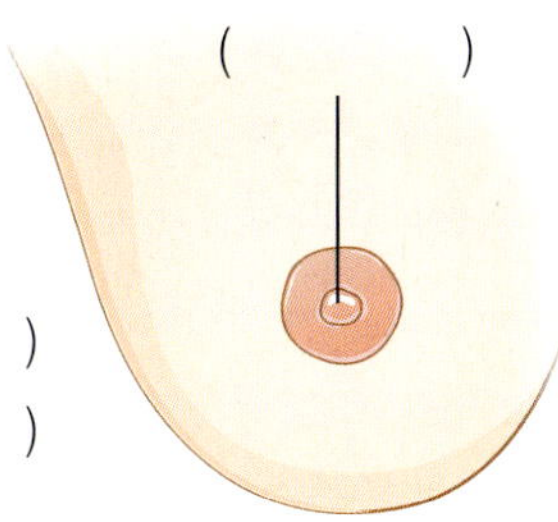

R4 184쪽 참조

2. 다음 림프절의 명칭을 쓰시오.

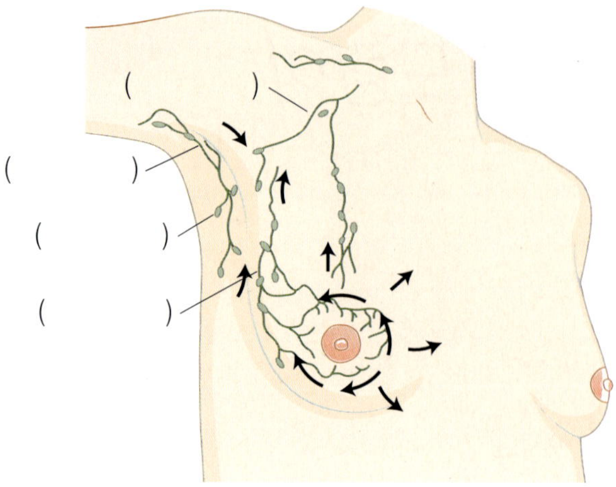

R4 185쪽 참조

3. 다음 그림은 유방의 4분원을 구분한 것이다. 각 구역의 명칭을 쓰고, 아래의 위치에서 발견된 덩어리의 위치를 기술하시오.

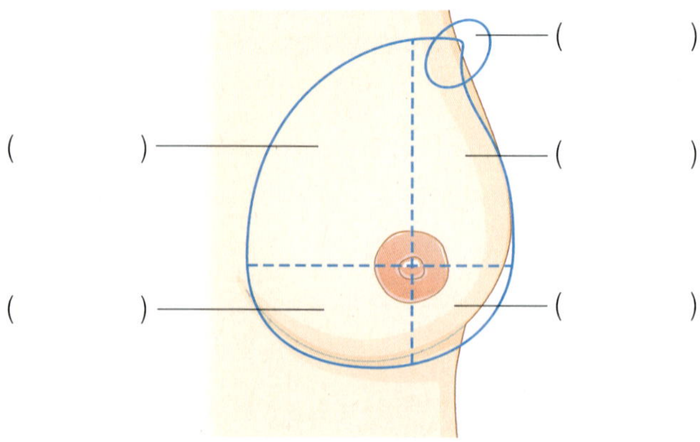

R4 191쪽 참조

4. 유방시진 시 취해야 하는 자세를 나열하시오.

R4 189쪽 참조

5. 아래의 그림에 유방촉진 패턴을 그려 넣으시오.

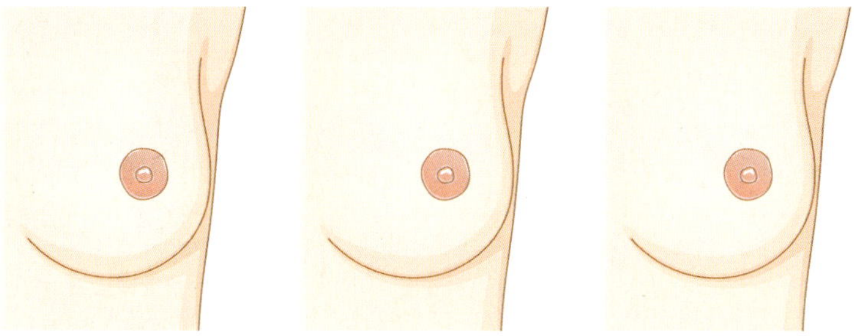

a) 수직연속법(vertical strip) b) 쐐기법(wedge) c) 순환법(circular)

R4 190쪽 참조

6. 유방자가검진법을 교육하려고 한다. 교육해야 할 중점 사항을 설명하시오.

1) 시작연령:

2) 검진시기:

3) 검진방법:

R4 188쪽 참조

7. 다음의 질병에서 관찰되는 유방의 병리적 변화에 대해 설명하시오.

농괴(abscess) ______

급성유방염(acute mastitis) ______

섬유샘종(fibroadenoma) ______

유방암(breast cancer) ______

파제트병(paget's disease) ______

여성형유방(gynecomastia) ______

R2 413~414쪽 참조

8. 유방암의 위험요인을 나열하시오.

R2 395~397쪽 참조

9. 유방촉진에서 멍울이 만져졌을 때 기록해야 할 멍울의 특징들을 나열하시오.

R4 187쪽 참조

실습보고서

1 다음 양식에 따라 유방과 겨드랑이를 검진하고, 그 결과를 기록하시오.

2 검진결과 비정상으로 판단된 사정결과는 빨간색으로 밑줄을 긋고, 그 이유를 설명하시오.

대상자 ______________ 나이 ______ 성별 _____

검진자 ______________ 검진일시 ______________

I. 건강력

	없음	있음(있다면 상태를 쓰시오)
1. 월경과 관계없는 유방통이 있는가?	____	________________
2. 유두분비물이 있는가?	____	________________
3. 유방, 유륜, 유두에 발진이 있는가?	____	________________
4. 유방, 유륜, 유두에 부종이 있는가?	____	________________
5. 가족중에 유방암, 자궁암 등 여성관련 암을 가진 사람이 있는가?	____	________________
6. 특별히 복용하는 약, 특히 피임제 등을 복용하는가?	____	________________
7. 과거에 유방관련질환(유방암, 섬유선종, 유방수술, 섬유낭종)을 앓은 적이 있는가?	____	________________
8. 임신횟수, 임신시 합병증 등 임신관련 문제가 있었는가?	____	________________
9. 평소 지방과다식품을 먹는가?	____	________________
10. 평소 커피를 마시는가?	____	________________
11. 평소 흡연하는가?	____	________________
12. 평소 유방자가검진을 하는가?	____	________________

II. 신체검진

1. 시진

1) 4가지 자세로 유방조직 시진

- 팔을 양옆으로 한 자세 ------------------------------
- 팔을 머리 위로 올린 자세 ------------------------------
- 앞으로 몸을 숙인 자세 ------------------------------
- 흉근 수축 유발 자세 ------------------------------

2) 형태의 크기와 균형

3) 표면의 함몰과 특성

4) 유륜과 유두의 특성

2. 촉진

1) 유방

2) 유륜

3) 유두

4) 림프절 촉진

III. 유방과 겨드랑이에 문제를 가진 대상자에게 가능한 간호진단을 3가지로 기술하시오.

IV. 실습한 내용을 SOAP 형식에 맞추어 기록하시오.

1. 주관적 자료 (병원을 찾은 이유, 건강력 사정을 통하여)

2. 객관적 자료 (신체검진 결과)

3. 사정 (문제사정 및 진단)

4. 계획 (진단결과 평가, 추후관리, 교육내용 등)

Exercises 연습문제

01. 유방에서 악성종양이 자주 발견되는 부위는?

① 유방 내하방 4분위
② 유방 외하방 4분위
③ 유방 외상방 4분위
④ 유방 내상방 4분위
⑤ 유방 중앙 유두부위

• 악성종양은 유방의 어느 곳에서나 발생할 수 있지만, 주로 바깥쪽 위쪽에 발생하고 움직이지 않는 불규칙적인 멍울로 나타난다.

02. 월경 4~7일 전에 여성의 유방에서 나타나는 일반적인 변화는?

① 하나의 단단하고 고정된 멍울
② 유두 퇴축
③ 유방피부의 함몰
④ 민감하고 부드럽고 유동적인 작은 낭
⑤ 오렌지 껍질 같은 피부

• 월경 전 일주일은 양쪽 유방 모두에서 민감해지고 부드러워지며, 양성의 유동적 낭으로 시작된다.

03. 유방에 붉은 발적을 호소하는 대상자가 있다. 파제트병을 습진(eczema)과 감별하는데 도움이 되는 검진소견은?

① 병소가 일측성이다.
② 병소가 붉다.
③ 병소의 위치가 유두에 있다.
④ 병소에 수포가 있다.
⑤ 의심되는 유발요인(새로 사용한 속옷, 비누 등)이 있다.

• 파제트병과 유방습진은 병소의 양상이 비슷하지만, 습진은 대체로 양측성이다.

▶정답 1③, 2④, 3①

04. 2년 전 오른쪽 유방절제술을 받은 여성의 유방검진에 대한 설명으로 옳은 것은?

① 유방절제술 수술 부위 주변에 부종, 두꺼워진 피부, 작은 덩어리들이 촉진되는 것은 정상이다.
② 유방절제술을 받은 부위는 시진하되, 통증을 유발하기 때문에 촉진하지 않는다.
③ 만약 악성종양이 재발한다면, 상처부위일 가능성이 있다.
④ 유방절제술을 받은 쪽은 검진할 필요가 없다.
⑤ 광범위 유방절제술을 받았다면 겨드랑이 림프절 촉진은 할 필요가 없다.

• 유방절제술 후에도 악성종양이 재발할 수 있으므로 반드시 유방검진을 해야 하고, 특히 상처부위 주위를 세심히 검진해야 한다.

05. 유방의 신체검진 방법이다. 옳은 것은?

가. 대상자가 앉은 상태에서 유방의 대칭성, 유두함몰, 유방피부함몰 그리고 유방병변 등을 시진한다.
나. 촉진은 시계 반대 방향으로 주변에서 시작하여 중심으로 향하여 실시한다.
다. 대상자를 여러 자세로 변화시켜서 병변을 관찰한다.
라. 유방, 유두, 유륜은 촉진으로만 병변을 알 수 있다.

① 가, 나, 다 ② 가, 다 ③ 나, 라
④ 라 ⑤ 가, 나, 다, 라

• 대상자가 앉은 상태에서 전반적인 자세를 바꾸면 한 자세에서 발견되지 않는 병변이 발견될 수 있다. 촉진은 시계 방향으로 중심을 향하여 실시하며 유방조직이 액와까지 뻗어있기 때문에 액와의 안쪽까지 검진한다.

06. 좌측 유방의 바깥쪽 상부에서 1×2cm 크기의 덩어리가 안쪽으로 약간 함몰되어 관찰되었다. 이 함몰 부위를 더 잘 관찰하기 위하여 대상자에게 취하게 할 수 있는 자세는?

가. 양팔로 팔짱을 끼고 몸을 앞으로 기울인다.
나. 양팔을 앞으로 뻗은 채 몸을 뒤로 기울이게 한다.
다. 대상자에게 좌측 손으로 우측 유방을 받치게 한다.
라. 머리 위로 좌측 팔을 올리게 한다.

① 가, 나, 다 ② 가, 다 ③ 나, 라
④ 라 ⑤ 가, 나, 다, 라

• 유방시진에서는 몸을 앞으로 기울이거나 양팔을 앞으로 내밀거나 위로 올리거나 팔을 허리에 올리는 것으로 한 자세에서 보이지 않는 병변을 자세변경을 통해 발견하는 것이다.

07. 유방을 촉진하려고 한다. 옳은 방법은 어느 것인가?

가. 촉진시기는 매달 같은 시기에 월경이 시작되고, 5일경이 좋다.
나. 상쇄골 림프절 촉진은 좌위에서 한다.
다. 액와 림프절 촉진은 좌·우 측위에서 한다.
라. 목과 어깨 밑에서 베개를 받친다.

① 가, 나, 다 ② 가, 다 ③ 나, 라
④ 라 ⑤ 가, 나, 다, 라

• 유방이 호르몬의 영향으로 팽윤되거나 압통이 없는 시기인 월경기간의 마지막 날이 좋다. 월경전은 유방의 선조직의 팽대로 결절과 압통을 촉지할 수 있고 결절 부위가 잘 노출되기 위해서는 앙와위에서 어깨 밑에 베개를 받치면 용이하게 촉진이 가능하다. 액와와 쇄골상부 림프절을 촉진할 때는 좌위가 좋다.

▶정답 4③, 5②, 6④, 7③

08. 36세 된 여자대상자의 오른쪽 유방을 검진하는 동안 덩어리가 촉진되었다. 악성종양의 가장 일반적인 특징은?

가. 부드러움 나. 이동성
다. 경계가 분명 라. 불규칙한 모양

① 가, 나, 다 ② 가, 다 ③ 나, 라
④ 라 ⑤ 가, 나, 다, 라

• 유방에서 불규칙한 모양의 덩어리가 촉진되는 경우 악성종양(유방암)을 암시한다.

09. 28살 된 대상자에게 유방자가검진 방법을 교육할 때 적절한 검진시기는?

가. 매달 월경시작 첫 날
나. 매달 월경주기 마지막 날
다. 월경 시작과 마지막 날 사이의 중간일
라. 매달 월경을 시작한 후 7~10일 사이

① 가, 나, 다 ② 가, 다 ③ 나, 라
④ 라 ⑤ 가, 나, 다, 라

• 월경주기동안 유방은 변화를 일으키기 때문에 월경을 하는 여성이 유방자가검진을 실시하기 가장 좋은 시기는 월경을 시작한 후 7일에서 10일 사이이다.

10. 대상자의 유방을 촉진할 때 사용되는 적절한 손가락은?

가. 촉진하는 손의 손바닥
나. 한쪽 집게손가락
다. 손가락 5개의 끝부분
라. 가운데 세 손가락 끝부분

① 가, 나, 다 ② 가, 다 ③ 나, 라
④ 라 ⑤ 가, 나, 다, 라

• 유방을 촉진할 때는 가운데 세 손가락 바닥을 사용하여 부드럽게 유방주위에 동심원을 그리며 촉진하는 것이 이상적인 방법이다.

11. 유방촉진에서 멍울이 만져지면 멍울의 (　　), (　　), (　　), (　　), (　　), (　　)을(를) 정확하게 기록한다.

12. 다음 중 37세 여성에서 섬유낭종(fibrocystic disease)를 의심하게 하는 진술은?

① "유방에 만져도 아프지 않은 덩어리가 있어요"
② "오른쪽 유방이 왼쪽 보다 커요"
③ "아이를 낳기 전보다 유두가 짙어졌어요"
④ "생리주기 전 유방에 덩어리가 생겨요"
⑤ "유방에 열감이 있고, 건드릴 수도 없을 만큼 아파요"

• 유방에 섬유낭종은 생리주기에 따라 유선이 커지면서 생긴다. 일반적으로 생리 전 양측 유방에 여러 개의 압통이 있고 잘 움직여지는 둥근 낭종이 촉진된다. 30~55세에 호발한다.

▶정답 8④, 9④, 10④, 11: 크기, 모양, 경도, 움직임, 압통, 위치 12④

13. 다음 중 유방자가검진 교육의 내용으로 부적절한 것은?

가. 모든 여성은 유선이 발달하기 시작하는 사춘기에서부터 매달 자가검진을 해야 한다.
나. 유방자가검진은 매월 특정일을 정해 잊어버리지 않고, 시행할 수 있도록 한다.
다. 통증이 있고 경계가 분명한 멍울은 악성질환을 시사하므로 즉시 의사의 진료를 받아야 한다.
라. 체계적으로 유방의 모든 조직을 촉진할 수 있다면, 어떤 패턴을 따르던 간에 크게 문제되지 않는다.

① 가, 나, 다 ② 가, 다 ③ 나, 라
④ 라 ⑤ 가, 나, 다, 라

• 유방검진은 18~20세부터 시작하고, 월경 시작한 날부터 5~7일 후 시행하는 것이 좋다. 악성종괴는 경계가 불분명한 것이 특징이다.

14. 유방검진에 포함되어야 할 구조 또는 구역은?

가. 유선조직 나. 유륜
다. 스펜스 꼬리 라. Montogomery's gland

① 가, 나, 다 ② 가, 다 ③ 나, 라
④ 라 ⑤ 가, 나, 다, 라

• 유방검진시 유방주변조직까지 모두 검진해야 한다.

15. 40세 여자는 월경 전 유방에 압통이 있는 덩어리를 발견하고 걱정하고 있는 대상자가 어떻게 하면 좋을지 물어왔다. 간호사의 대답으로 가장 적절한 것은?

① "압통이 있는 딱딱한 덩어리는 암일 가능성이 있으니 진료예약을 잡아 드릴께요."
② "암이 아닐까 걱정이 많이 되시겠어요. 얼마나 심하게 아픈가요?"
③ "가족 중에 유방암 대상자가 있었나요?"
④ "혹시 다른 쪽 유방에는 없나요?"
⑤ "월경 전 덩어리는 정상일 수 있으니 월경이 끝나고 다시 검사해 보는 것이 좋겠습니다."

• 월경 전 압통과 멍울은 정상일 수 있다.

▶정답 13①, 14⑤, 15⑤

CHAPTER 12

복부

사전학습

1. 다음 그림을 보고 위장관계 장기의 명칭을 쓰시오.

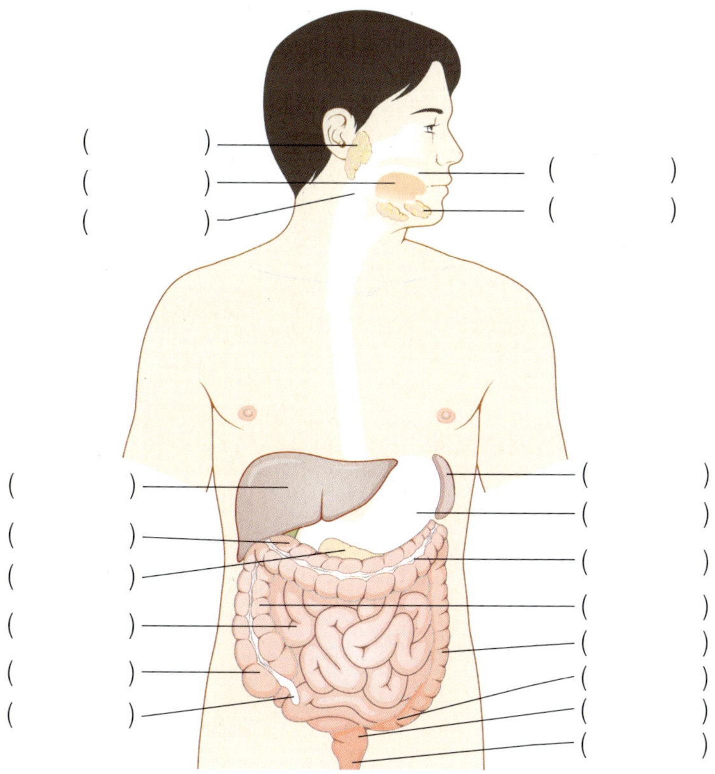

R4 198쪽 참조

2. 다음 그림을 보고, 복부 4분원과 9분원에 포함된 복부 장기의 명칭을 쓰시오.

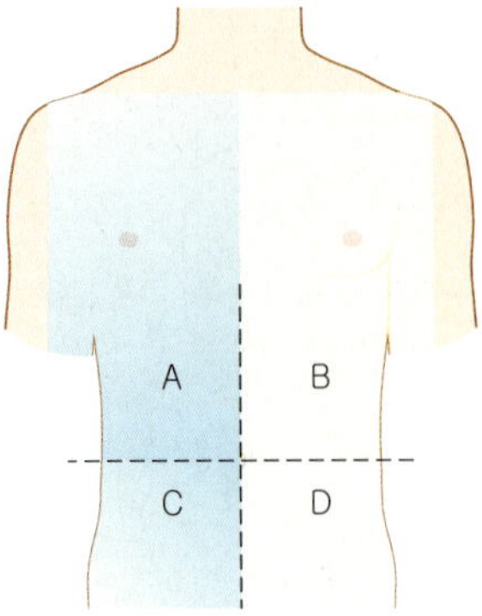

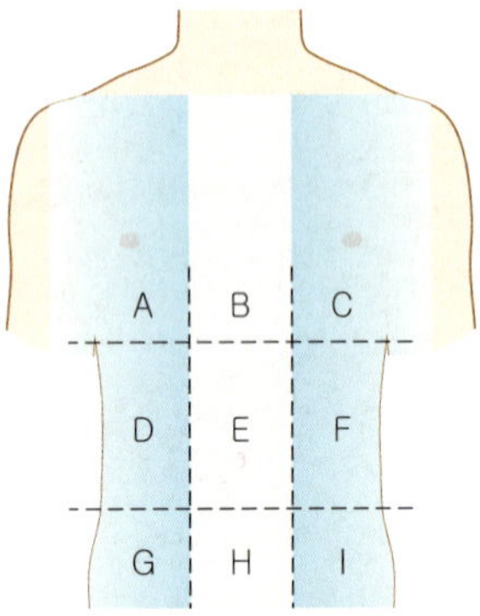

R4 202쪽 참조

3. 복부검진을 잘 하기 위해 취해야 할 대상자의 적절한 체위와 준비사항을 쓰시오.

R4 201쪽 참조

4. 복부 검진시 촉진이나 타진보다 청진을 먼저 수행해야 하는 합리적 근거를 진술하시오.

R4 201쪽 참조

5. 가벼운 촉진법(light palpation)과 심부 촉진법(deep palpation) 간의 차이점과 각각의 목적을 설명하시오.

R4 206쪽 참조

6. 장음을 정상, 고활동성, 저활동성 장음으로 분류하여 설명하시오.

R4 203쪽 참조

7. 정상 간의 크기를 알아보는 방법을 기술하시오.

R4 205쪽 참조

8. 반동압통(rebound tenderness) 방법과 검진목적을 쓰시오.

R4 207쪽 참조

9. 간을 촉진하는 방법을 기술하시오.

R4 207쪽 참조

실습보고서

1 대상자를 정하여 다음 양식에 따라 위장계를 검진하고, 그 결과를 기록하시오.

2 검진결과 비정상으로 판단된 사정결과는 빨간색으로 밑줄을 긋고, 그 이유를 설명하시오.

대상자 ______________ 나이 ______ 성별 _____ 직업 ______________

검진자 ______________ 검진일시 ______________

I. 건강력

	없음	있음(있다면 상태를 쓰시오)
1. 복통이 있는가?	____	____________________
2. 음식을 삼키는데 어려움이 있는가?	____	____________________
3. 배변에 변화가 있는가?	____	____________________
4. 오심이나 구토가 있는가?	____	____________________
5. 식욕감퇴나 식욕에 변화가 있는가?	____	____________________
6. 과거 위장계질환을 앓은 적이 있는가?	____	____________________
7. 어떤 약을 복용하고 있는가?	____	____________________

II. 신체검진

1. 시진

복부윤곽 --

탈장 --

제와 --

연동운동과 동맥박동 --

체모 분포 --

탈수와 영양상태 --

얼굴표정과 체위 --

2. 청진

장음 ______________________________

혈관 잡음 ______________________________

3. 타진

복부 4분원 모두의 타진 순서를 쓰시오.

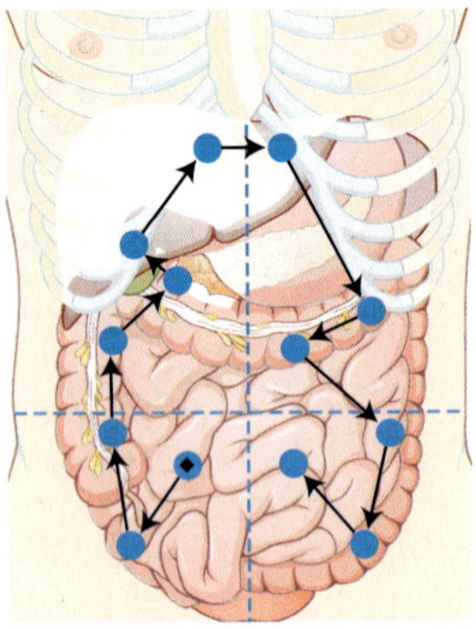

R MCL에서 간탁음계의 수직 길이 측정 : cm

R MSL에서 간탁음계의 수직 길이 측정 : cm

복수가 의심되는 경우, 탁음 이동검사와 액체 파동검사를 설명하시오.

탁음 이동검사	액체 파동검사

4. 촉진

가벼운 촉진법

근육저항 ______

압통 ______

확장된 표재성 기관 ______

덩어리 ______

심부 촉진법

덩어리 ______

간의 윤곽 ______

비장 ______

신장 ______

대동맥 ______

반동압통 ______

늑골척추각 압통(CVA tenderness) ______

5. 추가검사(필요한 경우)

Rovsing's sign ______

Psoas sign ______

Obturator sign ______

6. 검진결과를 다음 그림에 표시하시오.

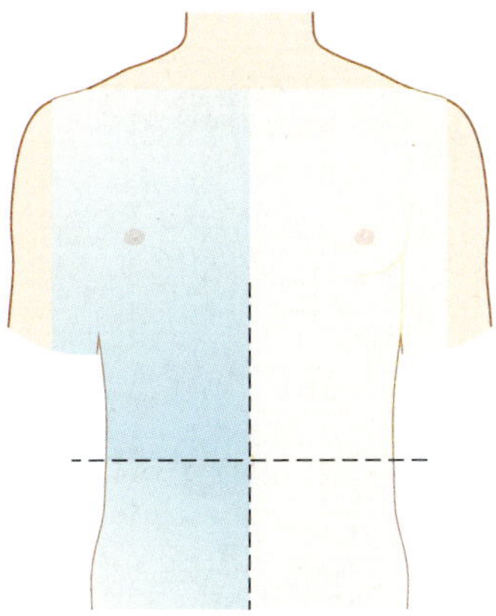

Exercises 연습문제

01. 2일 전에 우측개흉술을 받은 52세 된 대상자가 오심을 호소하고 있다. 복부사정 시 조밀한 조직 위를 타진할 때 들려야 하는 소리는?

① 가, 나, 다　　② 가, 다　　③ 나, 라
④ 라　　⑤ 가, 나, 다, 라

• 근육과 같은 조밀한 조직을 타진할 때는 편평음이 들린다.

02. 타는 듯한 복부통증을 호소하는 대상자가 병원에 왔다. 이런 형태의 통증이 가장 흔하게 나타나는 질환은?

① 담낭염(cholecystitis)
② 충수돌기염(appendicitis)
③ 소화성 궤양(peptic ulcer)
④ 바이러스성 간염
⑤ 복막염

• 복부의 타는 듯한 통증은 소화성 궤양 질환에서 가장 흔하게 나타난다.

03. 우측 하복부 통증과 오심을 호소하며 대상자가 응급실로 왔다. 체온측정 결과 섭씨 38.2도 였다. 대상자의 복부사정은 어떤 순서로 실시해야 하는가?

① 촉진, 타진, 시진, 청진
② 시진, 청진, 타진, 촉진
③ 청진, 시진, 촉진, 타진
④ 청진, 시진, 타진, 촉진
⑤ 시진, 타진, 촉진, 청진

• 복부를 사정하는 적절한 순서는 시진, 청진, 타진, 촉진의 순이다.

▶정답 1④, 2③, 3②

04. 알콜중독의 병력을 가진 35세 된 대상자가 상부위장관 출혈로 입원하였다. 매일 복부둘레를 측정하려고 할 경우, 어느 부분을 측정해야 하는가?

① 복부의 가장 불룩한 부분
② 골반 바로 윗부분
③ 배꼽을 가로질러서
④ 배꼽 아래 2cm의 둘레
⑤ 배꼽 위 2cm의 둘레

• 복부둘레를 측정할 때는 복부의 가장 불룩한 부분을 측정한다.

05. 우측 상사분원에 위치한 복부장기가 아닌 것은 무엇인가?

① 위 유문　② 췌장두부　③ 담낭
④ S상결장　⑤ 십이지장

• S상결장은 복부 좌측 하사분원에 위치한 장기이다.

06. 타진상 간의 크기로 맞는 것은?

① 중앙쇄골선(midclavicular line)에서 4~8cm
② 중앙쇄골선(midclavicular line)에서 6~12cm
③ 중앙쇄골선(midclavicular line)에서 7~18cm
④ 중앙흉골선(midsternal line)에서 6~12cm
⑤ 중앙흉골선(midsternal line)에서 7~19cm

• 간을 타진할 때 정상성인의 경우 간의 크기는 중앙쇄골선(midclavicular line) 상에서 6~12cm, 중앙흉골선(midsternal line)에서 4~8cm의 탁음을 들을 수 있다.

07. 1분 동안 들을 수 있는 장음(bowel sound)의 횟수는 얼마인가?

① 5~35회
② 10~50회
③ 40~80회
④ 60~100회
⑤ 100회 이상

• 정상장음은 대략 분당 5~34회이다.

▶정답 4①, 5④, 6②, 7①

08. 복부검진 시 복부타진을 하지 않아야 할 대상자는 누구인가?

① 복수가 찬 사람
② 복부에 가스가 찬 사람
③ 복부기관을 이식받은 사람
④ 대변이 결장에 차 있는 사람
⑤ 구토가 심한 사람

• 복부장기 이식을 한 대상자의 복부를 타진하게 되면 파열이나 이식거부가 나타날 수 있다.

09. 우하복부에 있는 장기로 맞는 것은?

① 간의 우측엽
② 충수돌기
③ 담낭
④ 십이지장
⑤ 췌장의 두부

• 우상복부에는 간의 우측엽, 담낭, 유문, 십이지장, 췌장의 두부, 대장의 간굴곡, 상행결장, 횡행결장의 일부분이다.

10. 정확한 복부사정을 위하여 검진 전에 대상자에게 해야 하는 것이 아닌것은?

① 관장을 하게 하여 위장관을 비운다.
② 오한을 안 느끼도록 따뜻한 방온도를 유지한다.
③ 대상자의 복부 아래는 가려준다.
④ 배뇨를 하여 방광을 비우도록 한다.
⑤ 검진방법을 설명한다.

• 정확한 복부사정을 위해 오한을 안 느끼도록 방을 따뜻하게 하고 대상자의 복부 아래는 가려주며 배뇨를 하여 방광을 비우도록 하고 검진방법을 설명한다.

11. 복부타진 중 고장음이 나는 경우는 어느 경우인가?

① 가스가 찼을 때
② 장폐색이 있을 때
③ 복부 동맥부전이 있을 때
④ 충수돌기염이 있을 때
⑤ 복부종양이 있을 때

• 고장음은 복부에 가스가 찼을 때 들을 수 있다.

▶정답 8③, 9②, 10①, 11①

12. 음식이 삼켜질 때 후두개는?

① 열린다.
② 닫힌다.
③ 음식의 종류에 따라 열리거나 닫힌다.
④ 중간에 있다.

• 후두의 얇은 조직 막인 후두개는 연하시 흡인을 방지하기 위해 닫힌다.

13. 과활동성 장음은 다음 어느 것의 증상인가?

① 마비성 장폐색 또는 장폐색
② 복막염 또는 마약복용
③ 변비, 설사, 완화제 사용
④ 복수, 장폐색

• 과활동성 장음은 변비, 설사, 완화제 사용의 증상이다.

14. 검진자가 간을 타진하려고 할 때 검진자는 다음 어떤 소리를 듣는가?

① 둔탁음(dullness)
② 공명음(resonance)
③ 고음(tympany)
④ 과공명음

• 간이나 신장과 같은 단단한 기관 위를 타진하면 둔탁음을 들을 수 있다.

15. 반동압통을 검사하기 위하여 검진자의 손의 위치는 어떠해야 하는가?

① 복부에 30° 각도로 놓는다.
② 복부에 45~60° 각도로 놓는다.
③ 복부에 90° 각도로 놓는다.
④ 복부 위에 평편하게 놓는다.

• 통증있는 부위를 피하여 검진자의 손을 대상자의 복부에 90° 각도로 놓는다. 서서히, 깊게 복부를 누른 다음 갑자기 재빨리 손을 뗀다.

▶정답 12②, 13③, 14①, 15③

CHAPTER 13 여성 생식기계

사전학습

1. 다음 그림을 보고 각 부위의 명칭을 쓰시오.

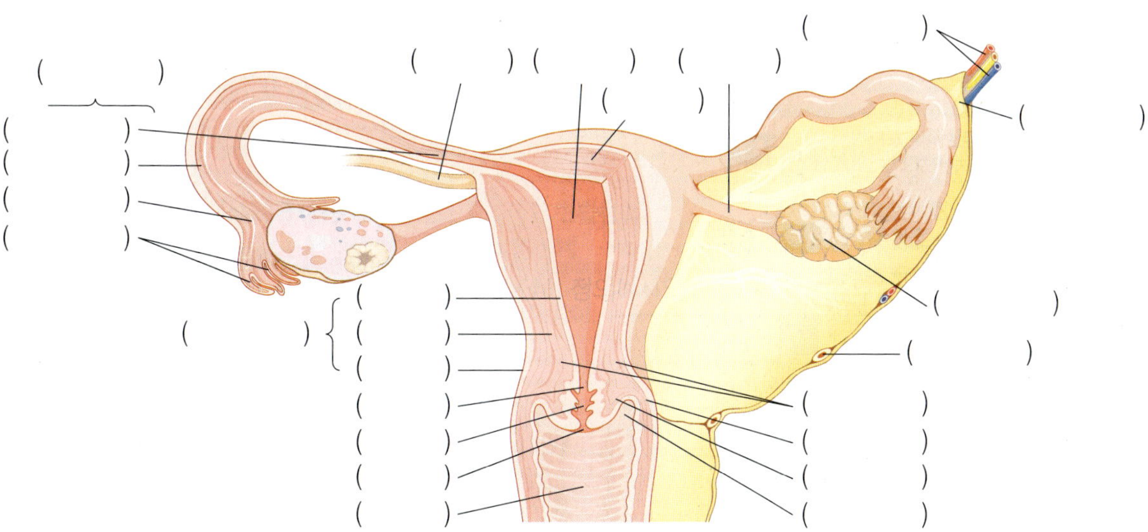

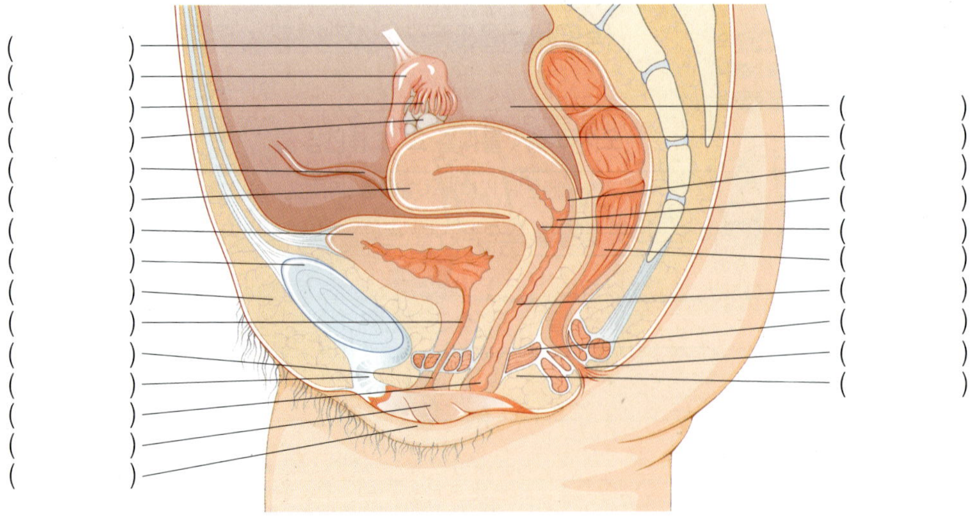

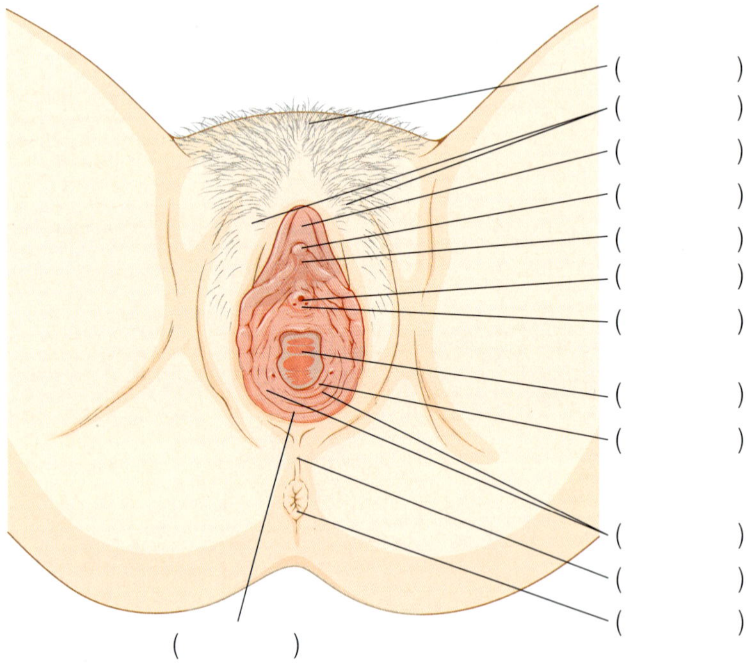

R4 216, 218쪽 참조

2. 여성 생식기계 검진 시 문진때 월경력을 묻는데 정상적인 월경주기와 기간을 기술하시오.

R4 218쪽 참조

실습보고서

1 대상자를 정하여 다음 양식에 따라 여성 생식기계를 검진하고, 그 결과를 기록하시오.

2 검진결과 비정상으로 판단된 사정결과는 빨간색으로 밑줄을 긋고, 그 이유를 설명하시오.

대상자 ______________ 나이 ______ 성별 _____ 직업 ______________

검진자 ______________ 검진일시 ______________

I. 건강력

	없음	있음(있다면 상태를 쓰시오)
1. 월경시기, 양, 문제점이 있는가?	_____	____________________
2. 자녀가 있는가?	_____	____________________
3. 성생활과 관련된 문제점이 있는가?	_____	____________________
4. 피임을 하는가? 이때 문제점은 없는가?	_____	____________________
5. 질분비물이나 비정상적인 문제점이 있는가?	_____	____________________
6. 임신과 관련된 문제점이 있는가?	_____	____________________
7. 폐경과 관련된 증상이 있는가?	_____	____________________

II. 신체검진

1. 시진

치모: 사춘기 이전 --

성인 --

음순 --

전정 --

질 --

자궁경부 --

회음 --

2. 촉진

외생식기

양손 촉진법

자궁

난소

직장 - 질 촉진법

자궁후부

골반강

직장 괄약근

직장벽

Exercises 연습문제

01. 월경에 대하여 교육할 때 월경기간은 보통 몇 일이라고 설명하는가?

① 1~4일 ② 2~8일 ③ 3~5일
④ 4~7일 ⑤ 5~9일

• 정상 생리주기에서 생리기간은 2~8일이다.

02. 골반검진시 질경(speculum)에 사용할 수 있는 윤활제는?

① 수용성 젤리 ② 바셀린 ③ 온수
④ 글리세린 ⑤ 질소독제

• 물은 질 내진시 질경을 부드럽게 하는 윤활제로 사용된다. 다른 윤활제는 파파니콜로 검사(Papanicolaou test) 결과를 변화시킬 수 있기 때문에 사용하지 않는다.

03. 월경주기가 32일 인 대상자이다. 이 대상자는 어떠한 상태인가?

① 정상
② 자궁출혈의 증상
③ 자궁암의 전구증상
④ 월경불순
⑤ 자궁의 미성숙 증상

• 월경주기는 사람에 따라 다르다. 월경주기의 변화가 나타나면 검진을 하는 것이 좋다.

▶정답 1②, 2③, 3①

04. 여성 생식기를 검진하는 방법 중 옳지 않은 것은?

① 쇄석위(lithotomy position)가 가장 좋다.
② 검사 직전에 배뇨하여 방광을 비우도록 한다.
③ 검진 전에 너무 악취가 나니까 심하지 않게 세척한다.
④ 검진시 너무 대상자가 허약하면 Sim's position을 취하도록 한다.

• 검진 전에 질을 세척하면 질 내용물을 관찰하기가 어렵다.

05. 자궁경부와 질에 하얗게 엉기고 우유와 같이 점도가 짙은 분비물은 어느 경우에 나타나는가?

① 칸디다증 ② 단순포진 ③ 자궁내막증
④ 난소암 ⑤ 자궁세관

• 칸디다증이 있을 때는 하얗게 엉기고, 우유와 같이 점도가 짙은 분비물을 볼 수 있다.

06. 질경 검사시 아래로 힘을 줄때 질 전벽이 불룩 튀어나온다. 무엇을 의심할 수 있을까?

① 직장류 ② 방광류 ③ 자궁경부용종
④ 항문탈출증 ⑤ 자궁암

• 질경 검사시 아래로 힘을 줄때 질 전벽이 방광과 함께 불룩 튀어나오는 경우를 방광류라고 한다.

07. 질 분비물이 진하고 흰색의 응고물 같은 것이 나오며, 질의 소양증을 호소하는 대상자에게서 의심할 수 있는 것은 무엇인가?

① 칸디다증 ② 아구창 ③ 임질
④ 질탈출증 ⑤ 박테리아성 요도염

• 질 분비물이 진하고 흰색의 응고물 같은 것이 나오며 질의 소양증을 호소하는 경우는 곰팡이 감염으로 칸디다증일 경우가 많다.

08. 여성 생식기 검진시 두려움 및 긴장을 없애는 방법으로 옳지 않은 것은?

① 양손을 가슴 위에 얹고 천천히 심호흡을 하도록 한다.
② 검진동안 눈치채지 않게 대상자의 표정을 살피도록 한다.
③ 검사대 옆에 대상자의 주의를 끌 물건을 놓는다.
④ Screen을 쳐서 다른 사람은 보지 못하게 한다.
⑤ 생식기에 구조와 검진방법을 설명하도록 한다.

• 검진동안 눈치채지 않게 표정을 살피기는 어려우므로 대상자의 주의를 환기시키는 방법이 중요하다.

▶정답 4③, 5①, 6②, 7①, 8②

09. 질경의 날을 질에 삽입하기 전 윤활제를 바르는 것을 피하는 이유는 무엇인가?

① 부과적으로 바르는 것은 필요하지 않다.
② 대상자들이 윤활제에 민감하기 때문이다.
③ 윤활제를 바르면 너무 깊이 삽입되기 때문이다.
④ 윤활제는 검사결과를 변경시킬수 있다.

• 대부분의 윤활제는 박테리아를 죽이기 때문에 검사나 배양결과를 변경시킬수 있다. 질경을 잡고 따뜻한 물을 흐르게 하여 윤활제 역할을 하게 한다.

10. 스킨선이 개구되는 곳은 어디인가?

① 음부 ② 음핵 ③ 요도
④ 대음순 ⑤ 소음순

• 스킨선은 다양하고 작은 구조로 요도 아래에 위치하고 있다. 각각은 6~31개의 관이 있어 음부로 비워진다.

11. 질분비물이 끈적대고 하얗고, 질이 가렵다고 호소하는 대상자를 보고 의심할수 있는 것은 무엇인가?

① 임질 ② 매독 ③ 박테리아성 질염
④ 칸디다증 ⑤ 음부 헤르페스

• 칸디다증은 곰팡이감염으로 소양증과 하얗고 엉겨 붙으며 이스트 냄새가 나는 질 분비물이 있으며 질벽과 자궁경부에 흰 점이 얼룩져보인다.

12. 10대 소녀가 회음부 궤양을 호소한다. 무엇을 의심할 수 있는가?

① 음부 헤르페스 ② 클라미디아증 ③ 임질
④ 질염 ⑤ 칸디다증

• 음부헤르페스는 작은 수포와 병소, 가피가 질, 외생식기, 둔부, 대퇴 등에 나타난다.

13. 여러 개의 수포와 병변 가피가 외음부, 둔부, 대퇴부, 질에 생기는 것은 무엇을 의심할 수 있을까?

① 매독하감
② 유두종 바이러스감염
③ 음부포진
④ 대상포진
⑤ 임질

• 음부포진일 경우에 수포성 가피가 생긴다.

▶정답 9④, 10①, 11④, 12①, 13③

CHAPTER 14 남성 생식기계

▶▶ 사전학습

1. 남성 생식기계를 보고 올바른 기관명을 쓰시오.

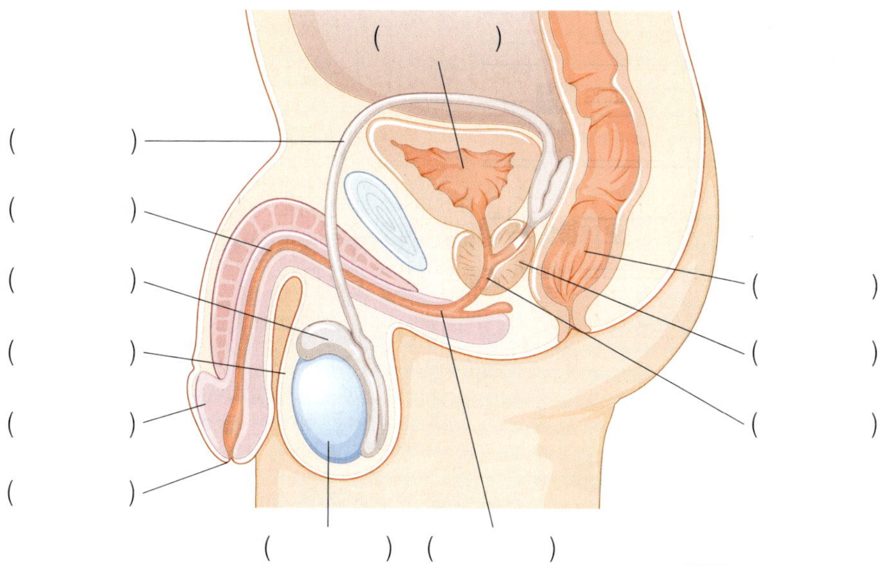

R4 229쪽 참조

2. 고환 자가검진법에 대하여 설명하시오.

R4 232쪽 참조

3. 남성 생식기계 검진시 전립선 촉진법을 기술하시오.

R4 233쪽 참조

4. 음낭수종에 대하여 기술하시오.

R4 235쪽 참조

5. 고환자가검진법에 대해 기술하시오.

R4 232쪽 참조

6. 전립선 촉진법을 기술하시오.

R4 233쪽 참조

실습보고서

1 대상자를 정하여 다음 양식에 따라 남성 비뇨생식기계를 검진하고, 그 결과를 기록하시오.

2 검진결과 비정상으로 판단된 사정결과는 빨간색으로 밑줄을 긋고, 그 이유를 설명하시오.

대상자 ______________ 나이 ______ 성별 _____ 직업 ______________

검진자 ______________ 검진일시 ______________

I. 건강력

	없음	있음(있다면 상태를 쓰시오)
1. 자녀가 있는가?	____	____________________
2. 성생활과 관련된 문제점이 있는가?	____	____________________
3. 피임을 하는가? 이때 문제점은 없는가?	____	____________________
4. 음경 분비물이나 비정상적인 문제가 있는가?	____	____________________
5. 남성 생식기에 병소나 이상 증상이 있는가?	____	____________________

II. 신체검진

1. 시진

치모 --

음경 --

음낭 --

서혜부 --

2. 촉진

음경 --

음낭 --

서혜부탈장 --

전립선 --

고환 --

부고환 --

직장 --

Exercises 연습문제

01. 28세 된 대상자가 신체검진 시 고환에 덩어리가 있음을 보고하였다. 대상자의 고환을 촉진하기 전에 알고 있어야 할 정상고환의 특징은?

① 불규칙한 모양
② 동그란 원 모양
③ 고무같이 탄력이 있음
④ 딱딱한 덩어리
⑤ 울퉁불퉁한 모양

• 정상고환은 난원형이며, 고무같이 탄력이 있다.

02. 남성를 신체검진하는 동안 서혜부를 촉진한 이유는?

① 탈장유무를 확인하기 위해
② 맥박의 위치를 확인하기 위해
③ 잠복고환 유무를 확인하기 위해
④ 림프의 흐름을 알기 위해
⑤ 서혜부종을 파악하기 위해

• 사정하면서 대상자의 서혜부를 촉진하는 이유는 탈장유무를 확인하기 위해서이다.

03. 고환 자가검진법은 언제 수행하도록 대상자에게 교육해야 하는가?

① 매일 1회 ② 매주 1회 ③ 매월 1회
④ 6개월에 1회 ⑤ 1년에 1회

• 월별 고환 자가검진법이 고환암 조기발견에 도움이 된다.

▶정답 1③, 2①, 3③

04. 서혜부 탈장은 대상자를 어떻게 할 때 가장 잘 촉진되는가?

① 앉아있을 때
② 누워있을 때
③ 서있을 때
④ 엎드려 있을 때

• 서혜부 탈장을 조사하기 위해 대상자를 일어서게 하고 검진자가 촉진하는 동안 숨을 참게 하고 복부 아래로 힘을 주게 한다.

05. 양성전립선비대증의 증상은 무엇인가?

① 불규칙한 배모양의 선
② 비대칭적이고 비대된 단단한 선
③ 부드럽고 단단하고 대칭적인 전립선 비대
④ 포도크기의 단단한 덩어리

• 50세 이상의 남자에서 부드럽고 단단하고 대칭적인 전립선 비대는 정상일 수 있다.

06. 양성전립선비대증이 있는 대상자의 경우 나타나는 증상이 아닌것은?

① 지연뇨, 빈뇨가 있다.
② 주로 50대이후에 발생
③ 열이있고 압통을 호소한다.
④ 소변줄기가 가늘어졌다고 호소한다.

• 지연뇨나 빈뇨가 있으며, 소변줄기가 가늘어졌다고 호소하면 전립선비대일 가능성이 높다.

07. 남성 생식기 사정방법으로 올바른 문항은 무엇인가?

① 음경에 전등을 비추어 투과되는지 본다.
② 음낭에 고환이 두개 있는지 촉진한다.
③ 음낭에 종창이 있는지 타진하여 본다.
④ 전립선 사정을 위해 직장경을 이용한다.

▶정답 4③, 5③, 6③, 7②

CHAPTER 15 근골격계

사전학습

1. 다음 손목관절 그림에서 지시하는 곳에 해당하는 구조명을 쓰시오.

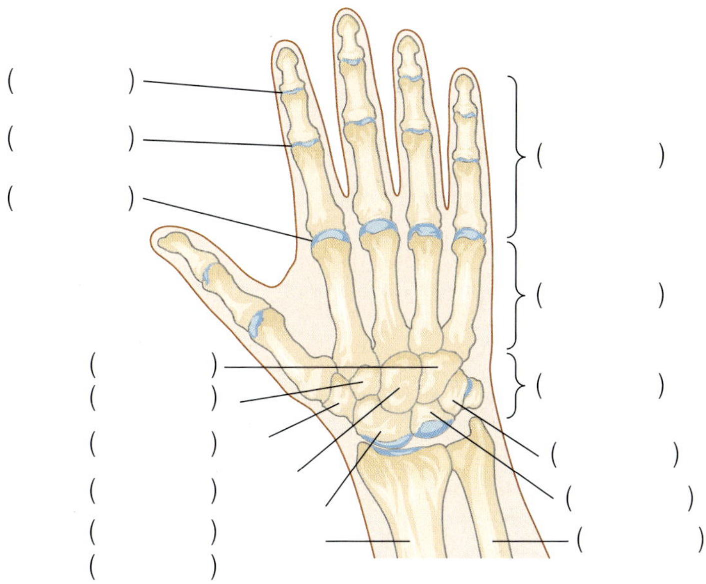

R2 602쪽 참조

2. 다음 허리뼈 그림에서 지시하는 곳에 해당하는 구조명을 쓰시오.

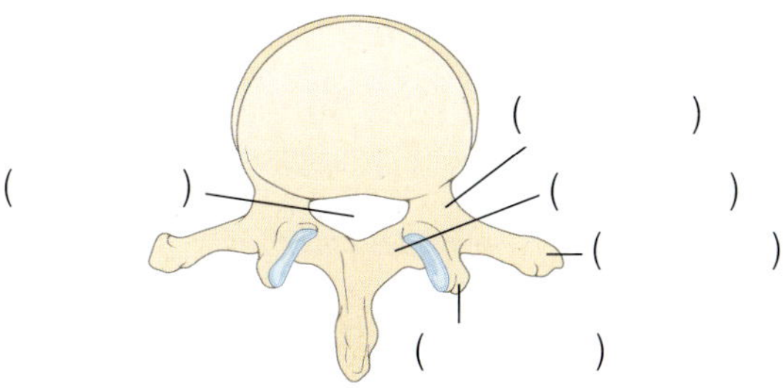

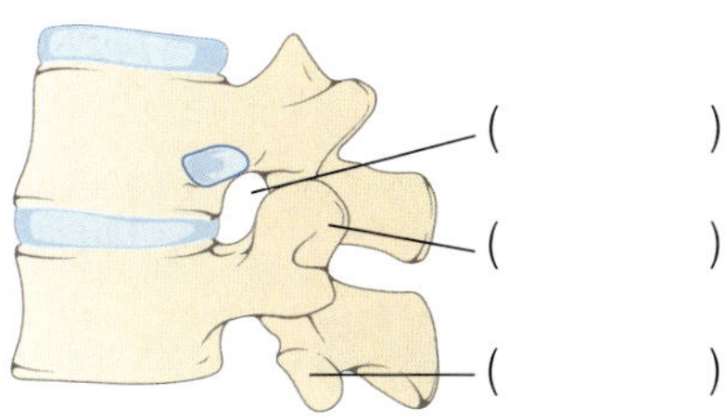

R2 610쪽 참조

3. 다음 엉덩뼈 그림에서 지시하는 곳에 해당하는 구조명을 쓰시오.

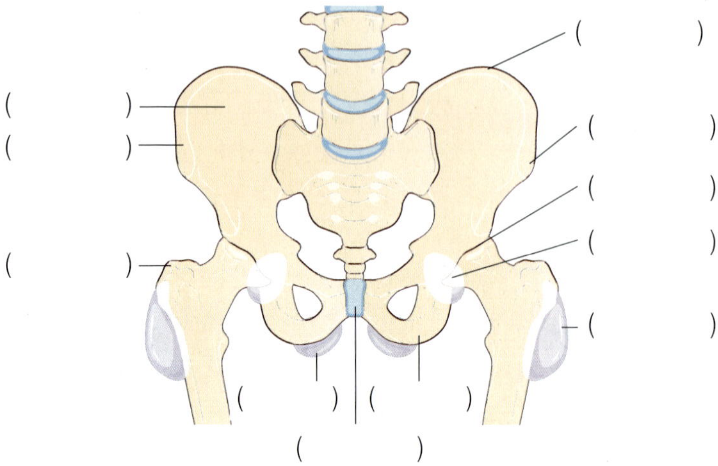

R2 617쪽 참조

4. 다음 무릎관절 그림에서 지시하는 곳에 해당하는 구조명을 쓰시오.

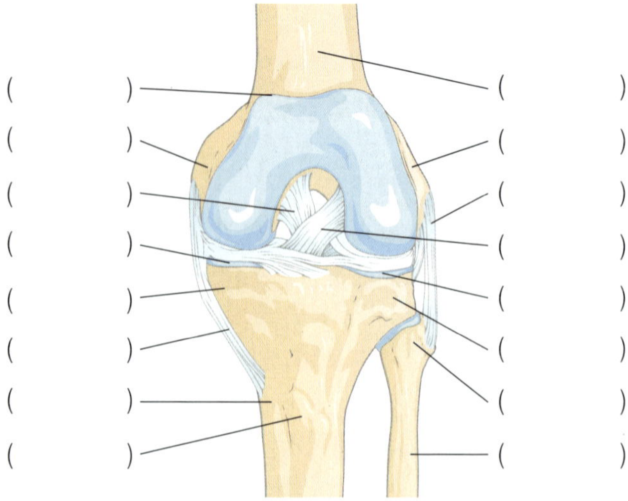

R2 625쪽 참조

5. 다음 발목관절 그림에서 지시하는 곳에 해당하는 구조명을 쓰시오.

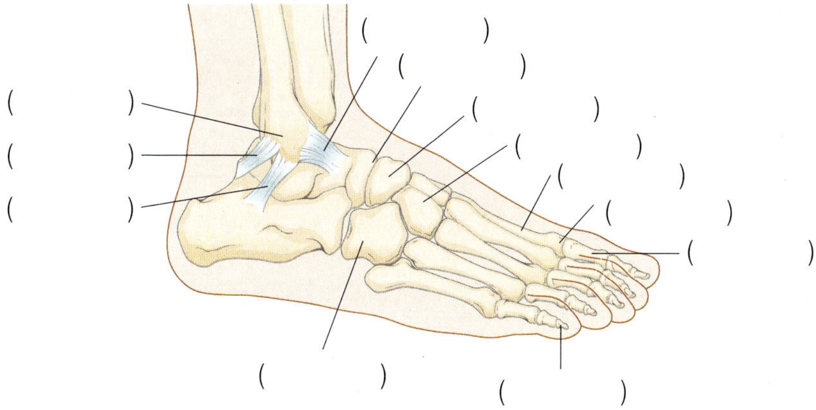

R2 635쪽 참조

6. 다음 척추 그림에서 지시하는 곳에 해당하는 구조명 및 위치를 쓰시오.

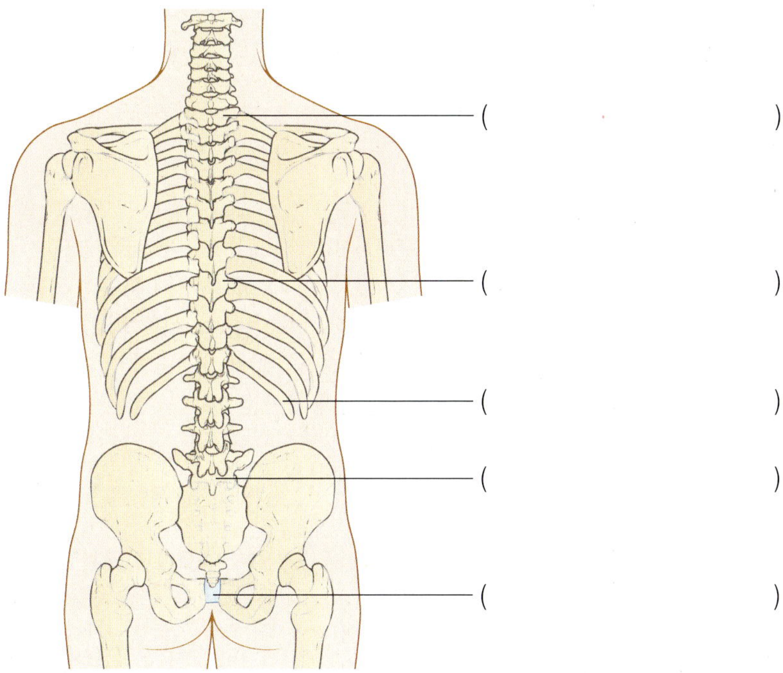

R4 238쪽 참조

7. 관절 움직임의 정도에 따라 관절은 3종류로 분류된다. 다음의 설명이 나타내는 관절의 종류를 쓰시오.

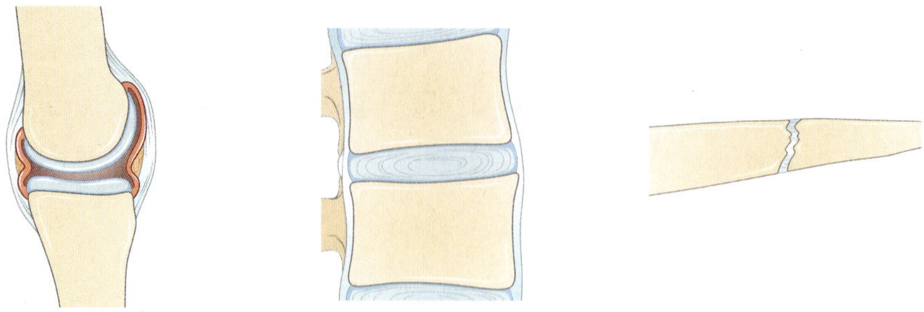

① 윤활성 관절(synovial joint) ② 연골성 관절(cartilaginous joint) ③ 섬유성 관절(fibrous joint)

a. 자유롭게 움직인다 ________________ b.약간 움직인다: ________________

c. 움직일 수 없다 ________________ d. 어깨 ________________

e. 무릎 ________________ f. 머리뼈 봉합선 ________________

g. 척추 ________________

R2 573쪽 참조

8. 다음 단어들 간의 차이점을 쓰시오.

1) 탈구(dislocation) ________________

2) 아탈구(subluxation) ________________

3) 구축(contracture) ________________

4) 관절강직(ankylosis) ________________

9. 아래의 빈칸에 들어갈 적당한 용어를 고르시오.

외전(abduction)	내전(adduction)	굴곡(flexion)	신전(extension)
인대(ligament)	건(tendon)	마찰음(crepitus)	외번(eversion)
내번(inversion)	육봉(gibbus)	뒤당김(retraction)	척추전만증(lordosis)
망치발가락(mallet toe)	엎침(pronation)	뒤침(supination)	실조(ataxia)
윤활낭(bursa)	척추후만증(kyposis)	좌골신경통(sciatica)	

1) 전박을 돌려 손바닥이 아래를 향하게 되는 것을 ________________라 한다.

2) ________는 뼈와 뼈를 연결하여 관절을 강하게 하는 섬유성 띠이다.

3) ________는 좌골신경을 따라 등이나 허벅지에서부터 다리를 거쳐 발까지 뻗치는 신경의 통증이다.

4) __________는 골격근과 뼈를 연결하는 강한 섬유성 끈이다.

5) 요추의 굴곡이 안쪽으로 굽어 오목해진 것을 _____________이라 한다.

6) 흉추의 굴곡이 S자 모양으로 변형된 것을 _____________이라 한다.

7) __________은 발목에서 발바닥이 바깥쪽으로 돌아간 것이다.

8) 관절을 움직일 때 딸깍거리는 소리가 들리면 __________라고 기록한다.

9) 팔과 다리를 몸쪽으로 움직이는 것을 __________이라 한다.

10) 골다공증으로 척추가 내려앉으면 ____________라는 기형이 발생할 수 있다.

11) ___________은 팔이나 다리를 몸의 중심축에서 멀어지는 방향으로 움직이는 것이다.

12) 조화로운 움직임을 할 수 없을 때 _____________라고 기록한다.

13) _________는 관절을 펴는 것이다.

14) _________는 관절을 굽히는 것이다.

15) 관절주변에 점액성 액체가 가득한 주머니인 _______는 관절의 마찰을 줄인다.

R4 240쪽, 245쪽 참조

10. 능동적 운동범위 검사와 수동적 운동범위 검사의 차이점을 쓰시오.

R4 242쪽 참조

11. 다음 관절의 굴곡 및 신전시 기대되는 운동범위의 각도를 기술하시오.

관절 부위	굴곡각도	신전각도
팔꿈치 관절(elbow)		
손목관절(wrist)		
손관절(중수지골간관절에서)		
고관절(hip)		
무릎관절(knee)		
발목관절(ankle)		

R4 248~252쪽 참조

12. 수근관증후군(carpal tunnel syndrome)의 증상과 이 증후군을 검사하는 2가지 검사법을 설명하시오.

R2 608쪽 참조

13. 다리길이를 재는 방법을 설명하시오.

R4 252쪽 참조

14. 백조목변형(Swan-neck) 기형과 단추구멍변형(boutonniere) 기형의 차이점을 설명하고, 그림으로 그려보시오.

R2 649쪽 참조

15. 부샤드결절(bouchard)과 헤베르덴결절(heberden)의 차이를 비교하시오.

R4 255쪽 참조

실습보고서

1 대상자를 정하여 다음 양식에 따라 근골격계를 검진하고, 그 결과를 기록하시오.

2 검진결과 비정상으로 판단된 사정결과는 빨간색으로 밑줄을 긋고, 그 이유를 설명하시오.

대상자 ______________ 나이 ______ 성별 _____

검진자 ______________ 검진일시 ______________

I. 건강력

	없음	있음(있다면 상태를 쓰시오)
1. 관절에 통증이 있는가?	____	____________________
2. 관절이 뻣뻣함을 느끼는가?	____	____________________
3. 관절에 부종, 발열, 발적이 있는가?	____	____________________
4. 관절운동제한이 있는가?	____	____________________
5. 근육통이나 경련이 있는가?	____	____________________
6. 골이나 관절에 기형이 있는가?	____	____________________
7. 골에 사고나 외상을 받았는가?	____	____________________
8. 요통의 경험이 있는가?	____	____________________
9. 일상활동을 하는데 문제가 있는가? (식사, 목욕, 화장실 사용, 옷입기, 몸치장, 의사소통 등)	____	____________________

II. 신체검진

1. 경추

1) 시진

자세 ______________________________

피부색, 종창 ______________________________

덩어리나 기형 ______________________________

2) 촉진

온도 ______________________________

압통 ______________________________

종창 또는 덩어리 ______________________________

3) 능동적 운동범위

굴곡 ______________________ 신전 ______________________

측면굴곡 Rt ______________ Lt ______________________

회전 Rt ______________ Lt ______________________

2. 어깨

1) 시진

크기와 윤곽 ____

피부색, 종창 ____

덩어리나 기형 ____

2) 촉진

온도 ____

압통 ____

종창 또는 덩어리 ____

3) 능동적 운동범위

굴곡 ______________________ 신전 ______________________

내전 ______________________ 외전 ______________________

외회전 ______________________ 외회전 ______________________

3. 주관절

1) 시진

크기와 윤곽 ____

피부색, 종창 ____

덩어리나 기형 ____

2) 촉진

온도 ____

압통 ____

종창 또는 덩어리 ____

3) 능동적 운동범위

굴곡 ______________________ 신전 ______________________

내전 ______________________ 외전 ______________________

4. 손과 손목

1) 시진

크기와 윤곽 ______________________

피부색, 종창 ______________________

덩어리나 기형 ______________________

2) 촉진

온도 ______________________

압통 ______________________

종창 또는 덩어리 ______________________

3) 능동적 운동범위

손목굴곡 ____________ 신전 ____________

손가락굴곡 ____________ 외전 ____________

요골편위 ____________ 척골편위 ____________

손가락펴기 ____________ 주먹쥐기 ____________

5. 고관절

1) 시진

크기와 윤곽 ______________________

피부색, 종창 ______________________

덩어리나 기형 ______________________

2) 촉진

온도 ______________________

압통 ______________________

종창 또는 덩어리 ______________________

3) 능동적 운동범위

굴곡 ____________ 신전 ____________

내전 ____________ 외전 ____________

외회전 ____________ 외회전 ____________

6. 무릎관절

1) 시진

크기와 윤곽

피부색, 종창

덩어리나 기형

2) 촉진

온도

압통

종창 또는 덩어리

3) 능동적 운동범위

굴곡

신전

걷기

무릎 구부리기

7. 발과 발목

1) 시진

크기와 윤곽

피부색, 종창

덩어리나 기형

2) 촉진

온도

압통

종창 또는 덩어리

3) 능동적 운동범위

저굴

배굴

내번

외번

8. 척추

1) 시진

척추선이 똑바른가 ______

양쪽의 수평 높이: 어깨, 견갑골, 장골능, 둔부의 주름 ______

팔과 흉곽사이의 간격 ______

측면에서 척추만곡: 경추, 흉추, 요추부위 ______

2) 촉진

극돌기 ______

압통 ______

3) 능동적 운동범위

굴곡 ______ 신전 ______

측면굴곡 Rt ______ Lt ______

회전 Rt ______ Lt ______

9. 추가검사(필요한 경우)

팔렌검사(Phalen's test) ______

터넬징후(Tinel's sign) ______

팽륜징후(Bulge sign) ______

부구감(Ballottement) 검사 ______

MacMurray's test ______

하지직거상 검사(SLR) ______

다리 길이의 측정 ______

Exercises 연습문제

01. 근육조직 타진 시 들리는 부드러운 음은 무슨 음인가?

① 탁음(flatness)
② 공명음
③ 공명과도음
④ 둔탁음(dullness)
⑤ 정맥잡음

• 탁음은 신체에서 밀도가 가장 높은 근육이나 뼈를 타진하였을때 들리는 소리이고, 공명음은 폐 타진시에 들리는 소리이며, 공명과도음은 정상인에서는 나지 않고 어린아이의 폐나 폐기종에서 들리는 소리이다. 둔탁음은 간이나 심장같은 조직의 타진시 나는 소리이며, 정맥잡음은 문맥에서 혈액순환의 장애가 있을 때 나는 소리이다.

02. 대상자의 관절을 움직이면서 염발음(crepitus)을 듣는다면, 이는 어떤 관절에서 나는 소리인가?

가. 섬유성관절　　나. 절구관절
다. 경첩관절　　라. 활막관절

① 가, 나, 다　② 가, 다　③ 나, 라
④ 라　⑤ 가, 나, 다, 라

• 염발음은 뼈나 뼈조각이 거친 관절 표면들과 마찰이 있을때 생긴다. 그러므로 활막관절과 같이 자유롭게 움직일수 있는 관절에서만 일어난다.

03. 류마티스성 관절염의 특성은 무엇인가?

가. 일축성 관절문제이다.
나. 비활막 관절문제이다.
다. 활막 관절문제이다.
라. 양측성 관절문제이다.

① 가, 나, 다　② 가, 다　③ 나, 라
④ 라　⑤ 가, 나, 다, 라

• 류마티스성 관절염은 양측성 관절에 통증과 기능의 저하를 가져온다.

▶정답 1①, 2④, 3④

04. 대상자의 팔을 뻗은 10초 후에 떨어지면 어떤 병이 예상되는가?

① 수근터널증후군
② 중지골의 상해
③ 어깨 인대약화
④ 퇴행성 골관절염
⑤ 혈전성 정맥염

• 팔을 30초 동안 들거나 뻗지 못하는 것은 그쪽 어깨의 근육이 약하다는 것을 나타낸다.

05. 척수후만증을 앓는 대상자에게서 볼 수 있는 것은?

① 뚜렷한 측면 척추만곡
② 비정상적으로 둥근 흉추곡면
③ 비정상적으로 오목한 요추
④ 우측 상지 신경마비
⑤ X자형 하지

• 척추후만증은 흉추 부위의 허리를 둥글게 굽게 한다.

06. 척추를 검진하는데 필요한 대상자의 관절 움직임은?

① 내전(adduction), 신전(extension), 뒤당김(retraction)
② 뒤침(supination), 외번(eversion), 뒤당김(retraction)
③ 신전(extension), 내전(adduction), 내번(inversion)
④ 외회전(external rotation), 굴곡(flexion), 외번(eversion)
⑤ 외전(abduction), 굴곡(flexion), 신전(extension), 회전(rotation)

• 외전은 사지를 몸 중심선에서 밖으로 움직이는 것이다. 척추를 검진할 때는 척추를 굽히고, 펴고, 몸통을 돌리고 옆으로 기울이는 자세를 취하도록 한다.

07. 무릎 부종을 사정하기 위해서는 어떤 검사를 하는가?

① 팽륜검사(bulge sign)
② 다리 곧게 펴고 들기 검사
③ 울토라니씨 징후(Ortolani's sign)
④ 팔렌징후(Phalen's sign)
⑤ Herbeden sign

• 무릎 부종은 관절액과 삼출액의 촉진을 지적한다. 팽륜(bulge sign)검사는 무릎에 압박을 가해서 반대쪽에서 수액의 팽륜이 생길때 나타난다.

▶정답 4③, 5②, 6⑤, 7①

08. 요골의 아탈구(subluxation)에 취약한 대상자는?

① 영아와 유아 ② 청소년 ③ 임신한 여성
④ 성인남성 ⑤ 노인

• 요골의 아탈구는 영아와 유아에서 가장 흔하다.

09. 다음 중 골관절염과 감별되는 류마티스성 관절염을 의심하게 하는 진술은?

① "관절이 붓고 아파요"
② "관절에서 움직일 때 딸깍거리는 소리가 나요"
③ "잘 자고 일어났는데도 오전에는 극심한 피로감이 있어요"
④ "젊었을 적 피아노 연주를 많이 했지요"
⑤ "한 15분만 걸어도 다리가 뻣뻣하고 통증이 있어요"

• 류마티스성 관절염은 골관절염과 달리 전신성 질환으로 특히 아침시간의 피로감과 관절경직과 관절통이 특징이다.

10. 터넬징후(Tinel's sign) 검사 시 검사자가 두드려야 하는 부위는?

① 손목의 등 쪽
② 손목바닥인대(volar carpal ligament)
③ 요골동맥(radial artery)
④ 정중신경(median nerve)
⑤ 자신경(ulnar nerve)

• Tinel's sign은 Carpal tunnel syndrome을 검사하는 방법으로 정중신경을 자극하여 손바닥에서 엄지손가락 안쪽과 검지와 중지의 저린감이 있는지 검사하는 것이다.

▶정답 8①, 9③, 10④

CHAPTER 16

신경계

사전학습

1. 각 뇌신경의 이름을 쓰고, 각각의 뇌신경들이 감각신경(감), 운동신경(운), 혼합신경(혼) 인지를 구분하여 쓰시오.

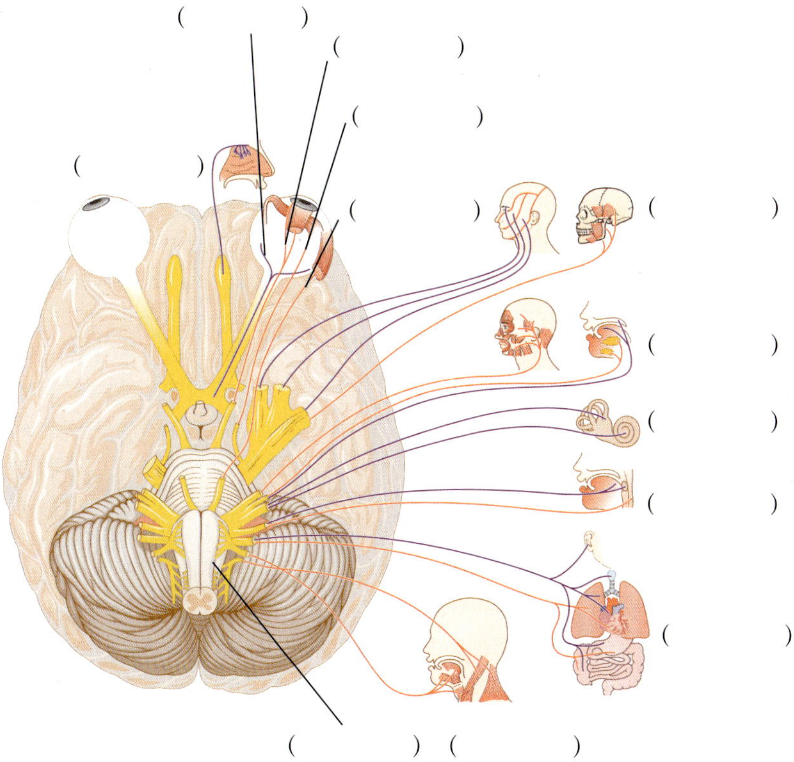

R5 255쪽 참조

2. 다음 뇌의 단면도에서 지시하는 곳에 해당하는 구조명을 쓰시오.

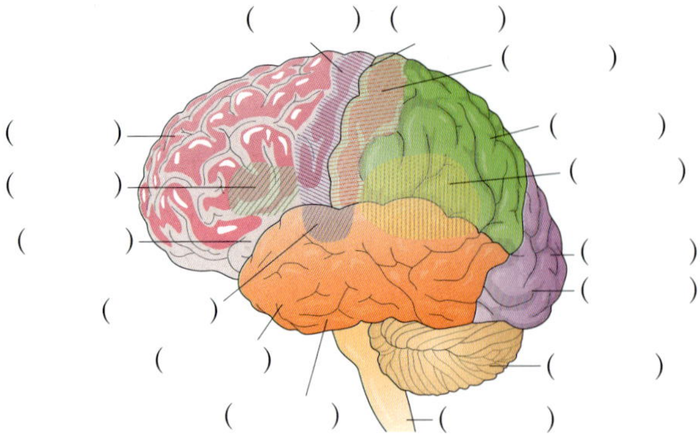

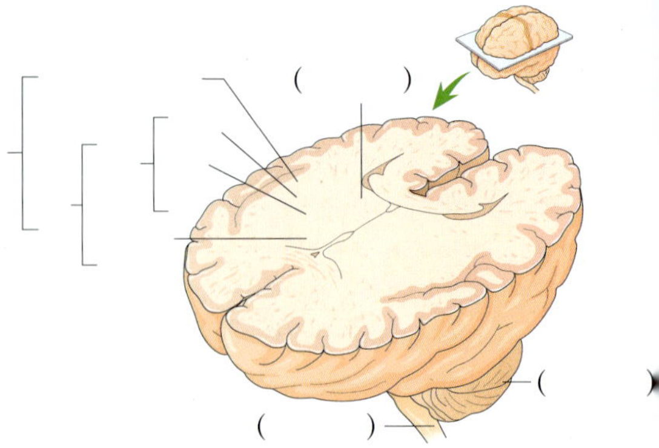

R1 38, 41쪽 참조

3. 다음 부분들의 주요 기능을 쓰시오.

대뇌피질 - 전두엽 ______

- 두정엽 ______
- 측두엽 ______
- Wernicke 영역 ______
- Broca 영역 ______

기저신경절(basal ganglia) ______

시상 ______

시상하부 ______

소뇌 ______

중뇌 ______

뇌교 ______

연수 ______

척수 ______

R1 37~47쪽 참조

4. 다음은 감각전도로이다. 명칭을 쓰시오.

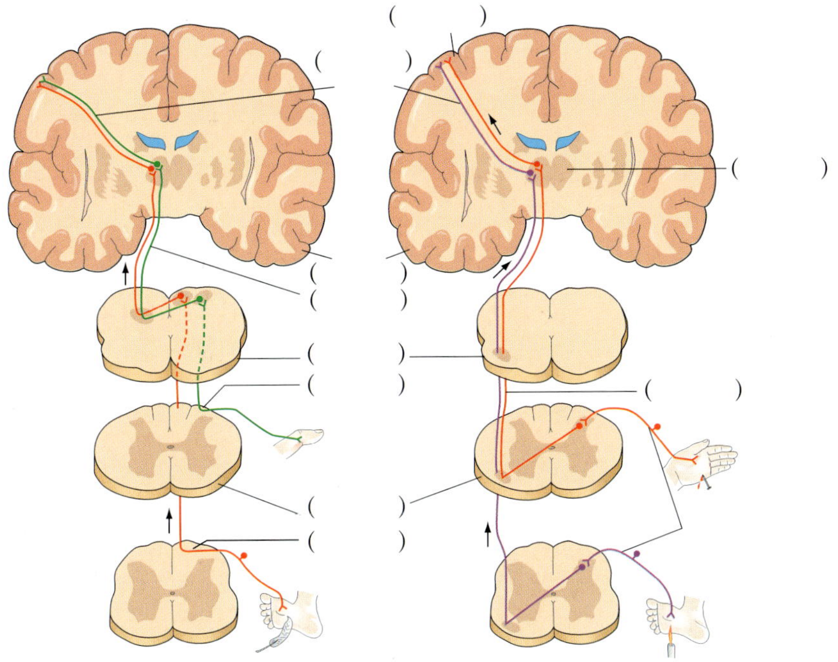

R1 49쪽 참조

5. 다음은 운동전달로이다. 명칭을 쓰시오.

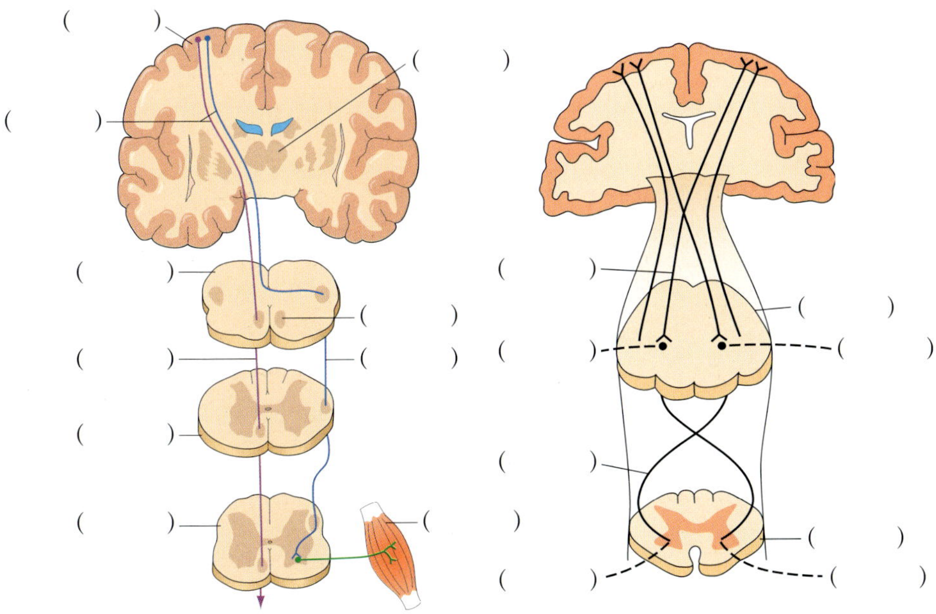

R1 50쪽 참조

6. 상위운동신경원(upper motor neuron, UMN)과 하위운동신경원(lower motor neuron, LMN)의 차이점을 쓰시오.

R1 59쪽 참조

7. 다음 심부건반사궁(deep tendon reflex arc)에 관한 그림이다. 명칭을 쓰시오.

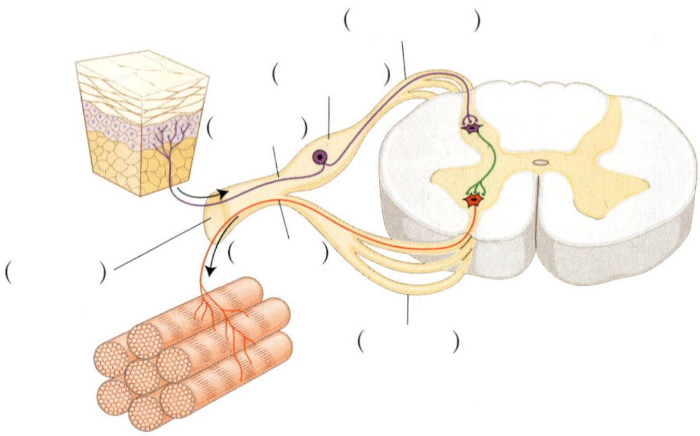

R5 250쪽 참조

8. 신체효과기는 3가지 범주인 수의근(voluntary muscle), 불수의근(involuntary muscle), 선(gland)으로 나눌 수 있다. 다음의 각 구조가 어떤 범주에 속하는지 쓰시오.

이두박근 ________________

췌장 ________________

소화관벽 ________________

하지 근육 ________________

담낭 ________________

R1 29~34쪽 참조

9. 신경계 건강력을 수집할 때 사정해야 할 주요 증상들과 사정이유를 쓰시오.

R1 68~72쪽 참조

10. 의식수준에 사용되는 용어들이다. 간단히 정의하시오.

기민(alert) ______

혼돈(confused) ______

섬망(delirious) ______

무기력, 기면(lethargic, drowsiness) ______

둔감(obtunded) ______

혼미(stuporous) ______

반혼수(semicoma) ______

혼수(coma) ______

R1 68~72쪽 참조

11. 비정상적인 움직임에 사용하는 용어들이다. 각 용어의 정의를 쓰시오.

근섬유다발수축(fasciculation) ______

진전(tremor) ______

틱(tics) ______

무도증(chorea) ______

곰지락운동(athetosis) ______

근간대성 발작(myoclonus) ______

R2 718~719쪽 참조

12. 근긴장도 검사결과에 사용되는 용어들이다. 각 용어의 정의를 쓰시오.

이완(flaccidity) ______

경축(rigidity) ______

Cog-wheel ______

경직(spasticity) ______

R1 89~90쪽 참조

13. 척추의 그림을 보고 각각의 척수신경이 지배하는 피부분절을 인체의 그림에 표시하고 설명하시오.

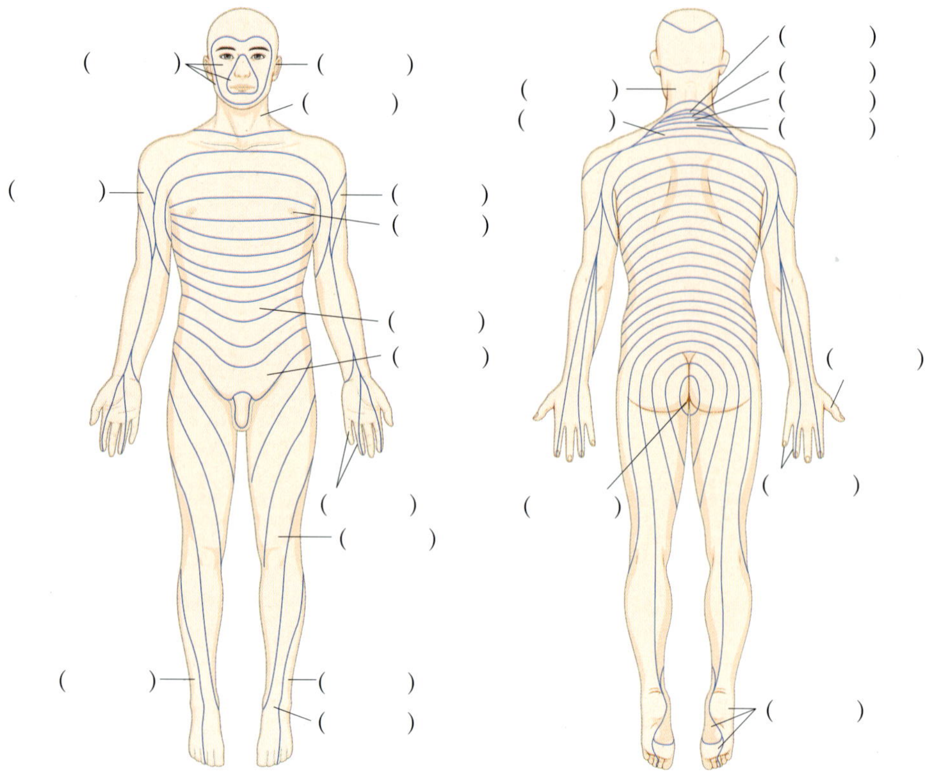

앞쪽　　　　　뒤쪽

C2 ________________

C3 ________________

C4 ________________

S2 ________________

T2~T5 ________________

T6~T12 ________________

L1 ________________

L_2 ______________________________

L_3 ______________________________

L_5 ______________________________

S_1 ______________________________

S_2 ______________________________

$S_{2, 3, 4, 5}$ ______________________________

R2 694~695쪽 참조

14. 다음 반사를 유발시킬 때 사정할 수 있는 척수수준과 검사방법을 써보시오.

	척수수준	검사방법
이두근반사(biceps reflex)		
삼두근반사(triceps reflex)		
상완요골근반사(brachioradialis reflex)		
무릎반사(patella reflex)		
아킬레스건반사(achilles reflex)		

R2 697~699쪽 참조

실습보고서

1 다음 양식에 따라 신경계를 검진하고, 그 결과를 기록하시오.

2 검진결과 비정상으로 판단된 사정결과는 빨간색으로 밑줄을 긋고, 그 이유를 설명하시오.

대상자 ______________ 나이 ______ 성별 _____ 직업 ______________

검진자 ______________ 검진일시 ______________

I. 건강력

	없음	있음(있다면 상태를 쓰시오)
1. 여느 때와 다른 심한 두통이 있는가?	____	____________________
2. 머리 손상을 받은 적이 있는가?	____	____________________
3. 현기증을 느낀 적이 있는가?	____	____________________
4. 경련을 경험한 적이 있는가?	____	____________________
5. 손이나 얼굴에 진전이 있는가?	____	____________________
6. 신체에 허약한(weakness) 부분이 있는가?	____	____________________
7. 조정력에 문제가 있는가?	____	____________________
8. 무감각이나 따끔거리는 이상감각이 있는가?	____	____________________
9. 연하에 문제가 있는가?	____	____________________
10. 말하는데 문제가 있는가?	____	____________________
11. 과거병력으로 뇌졸중, 척수손상, 뇌막염, 선천성 장애, 알콜중독 등이 있었는가?	____	____________________
12. 환경적·직업적 위험인자(예: 살충제)에 노출되어 있는가?	____	____________________

II. 신체검진

1. 인지기능

1) 의식수준 ______________________________

2) 의식내용

지남력 ______________________________

기억 ______________________________

기억회상 ______________________________

주의집중 및 계산 ______________________________

언어 및 판단력 ______________________________

2. 뇌신경

1) 후신경: ______________________________

2) 시신경: 시력 우 __________ 좌 __________

시야 우 __________ 좌 __________

3) 동안신경: 동공크기 우 __________ 좌 __________

동공모양 우 __________ 좌 __________

대광반사 우 __________ 좌 __________

하수증 우 __________ 좌 __________

4) 동안, 활차, 외전신경(외안근운동): 우 __________ 좌 __________

5) 삼차신경: 각막반사 우 __________ 좌 __________

얼굴감각 우 __________ 좌 __________

운동 우 __________ 좌 __________

6) 안면신경: 미각 우 __________ 좌 __________

운동 우 __________ 좌 __________

7) 청신경: 청력 우 __________ 좌 __________

평형 우 __________ 좌 __________

8) 설인신경: 미각 우 __________ 좌 __________

운동 우 __________ 좌 __________

9) 미주신경: 운동 우 _______ 좌 _______

구역반사(gag reflex) ________________________________

10) 부신경 : 우 _______ 좌 _______

11) 설하신경 : 우 _______ 좌 _______

3. 운동계

1) 근육

크기(위축 여부) ______________________________

불수의적 움직임 ______________________________

근력 ______________________________

근긴장도 ______________________________

2) 걸음걸이 ______________________________

3) 소뇌기능

Romberg's test ______________________________

눈감고 한발로 서기 ______________________________

Heel - toe walking ______________________________

Toe or heel walking ______________________________

Hopping in place ______________________________

Knee bends ______________________________

Finger to nose and to examiner's test) ______________________________

Finger to thumb ______________________________

Rapid alternating arm movement ______________________________

Heel down opposite shin ______________________________

Toe or ball or foot to examiner's finger ______________________________

Figure eight ______________________________

4. 감각계

1) 척수시상로

동통 ______________________________

온도 ______________________________

2) 후주로

진동감 ______________________________

위치 ______________________________

5. 반사

1) 심부건반사

이두근반사 ______________________

삼두근반사 ______________________

회요골근반사 ______________________

무릎반사 ______________________

아킬레스건반사 ______________________

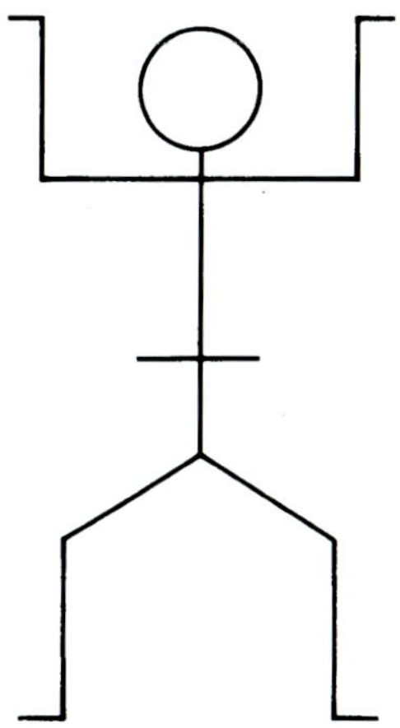

2) 표재성반사

구역반사 ______________________

복부반사 ______________________

각막반사 ______________________

(반사 검사결과를 다음 그림에 표기하시오.)

심부건 반사	표재성 반사
0 = 반응이 없다	0 = 반응이 없다
1+ = 약간 감소되어 있다	+ = 존재한다
2+ = 정상	↑ = 족저굴곡(dorsiflexion)
3+ = 반사항진	↓ = 발등굴곡(plantar flexion)

6. 뇌막자극증후

Kernig's sign ______________________________

Brudzinski's sign ______________________________

7. 비정상적 반사

Babinski reflex ______________________________

Ancle clonus ______________________________

Decorticate regidity ______________________________

Decerebrate regidity ______________________________

8. GCS 사정

1) 개안반응 ________점

2) 운동반응 ________점

3) 언어반응 ________점

III. 신경계 문제를 가진 대상자에게 가능한 간호진단을 3가지로 기술하시오.

IV. 실습한 내용을 SOAP 형식에 맞추어 기록하시오.

1. 주관적 자료 (병원을 찾은 이유, 건강력 사정을 통하여)

2. 객관적 자료 (신체검진 결과)

3. 사정 (문제사정 및 진단)

4. 계획 (진단결과 평가, 추후관리, 교육내용 등)

Exercises 연습문제

01. 다음 뇌신경에 관한 설명 중 틀린 것은 무엇인가?

① 혀의 앞쪽 2/3의 미각은 안면신경이 관여한다.
② 혀의 뒤쪽 1/3의 미각은 설인신경이 관여한다.
③ 미주신경이 마비되면 목젖은 정상 쪽으로 쏠린다.
④ 설하신경이 마비되면 혀를 내밀 때 정상 쪽으로 쏠린다.
⑤ 안면신경이 마비되면 병변이 없는 쪽으로 입이 돌아간다.

• 뇌신경 중 미각은 7번 뇌신경과 9번 뇌신경이 담당한다. 미주신경과 안면신경은 손상을 입으면 정상 쪽으로 목젖이나 입이 돌아가며 설하신경은 손상 받은 쪽으로 돌아간다.

02. 구역반사(gag reflex)에 관여하는 뇌신경만으로 짝지어진 것은 무엇인가?

① XI(부신경), VII(안면신경)
② V(삼차신경), VII(안면신경), VI(외전신경)
③ III(동안신경), IV(활차신경), VI(외전신경)
④ IX(설인신경), X(미주신경)
⑤ XI(부신경), VII(안면신경), X(미주신경)

• 구역반사에 관여하는 뇌신경은 9번 설인신경과 10번 미주신경이다.

03. 다음 신체검진 표기 중에서 정상인 것은 어느 것인가?

① 동공반사(-)
② 구역반사(-)
③ Biceps reflex(+++)
④ Babinski reflex(+)
⑤ 각막반사(+)

• 동공반사는 나타나지 않으면(-) 비정상이다. 구역반사는 (+)가 정상반응이다. Biceps reflex는 ++가 정상이며 +++는 반사활동이 약간 항진한 것이다. Babinski reflex는 (-)가 정상이다. 각막반사는 (-)가 정상이다.

▶정답 1④, 2④, 3⑤

04. 발바닥을 긁어서 발가락이 부챗살처럼 퍼지는 모양을 보는 반사의 이름은 무엇인가?

① Achilles reflex
② Babinski reflex
③ Patellar reflex
④ Brachioradialis reflex
⑤ Kernig' s sign

• Achilles reflex, patellar reflex, Brachioradialis reflex는 정상반사이고 Babinski와 Kernig' s sign은 비정상반사로 부챗살처럼 펴는 것은 Babinski 반사이다.

05. 간호사가 대상자에게 눈썹을 올려보고 이를 보이며, 웃어보게 하고 뺨을 볼록 내밀어 보게 하였다면, 이는 어느 뇌신경을 사정하기 위함인가?

① 안면신경
② 미주신경
③ 설하신경
④ 삼차신경
⑤ 부신경

• 안면신경은 얼굴움직임을 담당하고, 미주신경은 인두와 후두움직임 그리고 연하를 담당하며, 설하신경은 인두와 후두움직임 그리고 연하를 담당하며 감각기능으로는 혀 후쪽 2/3의 미각을 담당한다. 삼차신경은 얼굴의 감각 그리고 저작에 관여하는 뇌신경이다. 부신경은 흉쇄유돌근과 승모근의 움직임을 담당한다.

06. 뇌신경과 그에 해당하는 검사방법을 연결하시오.

가. 음차를 사용하여 Rinne와 Weber 검사를 한다.	① 삼차신경
나. 어깨를 움츠리게 하고 저항에 대항하여 목을 움직인다.	② 청신경
다. 얼굴의 통각을 느끼는지 검사하고 이를 악물게 하여 저작근과 측두근의 움직임을 평가한다.	③ 미주신경
라. 얼굴의 움직임을 평가한다.	④ 부신경
마. 혀를 내밀어 보게 하고 혀의 움직임이 대칭인지 평가한다.	⑤ 안면신경
바. 물을 삼킬 때 물이 코로 나오는지 또는 구개수가 대칭으로 움직이는지 평가한다.	⑥ 설인신경
사. 혀에서 짠맛, 쓴맛, 단맛 그리고 쓴맛을 느끼는지 평가한다.	⑦ 설하신경

▶정답 4②, 5①, 6 ①다, ②사, ③바, ④나, ⑤라 · 사, ⑥바 · 사, ⑦마

07. 신경계의 기능을 사정하고자 한다. 서로 맞게 연결된 것은?

가. 팔꿈치 굴곡 - C_5, C_6의 기능사정
나. 팔꿈치의 신전 - C_6, C_7, C_8의 기능사정
다. 무릎의 신전 - L_2, L_3, L_4의 기능사정
라. 발목의 신전 - L_3, L_4의 기능사정

① 가, 나, 다 ② 가, 다 ③ 나, 라
④ 라 ⑤ 가, 나, 다, 라

• 척수에서 나오는 체신경들은 팔과 무릎 등의 운동, 감각 그리고 반사에 관여한다. 발목의 신전은 S_1과 S_2가 관여한다.

08. 상지에서 하위운동신경원 장애를 나타낸 소견은 어느 것인가?

가. 손이 뻣뻣하다.
나. 근육강도의 등급이 I이다.
다. 진전이 나타난다.
라. 이완성마비가 나타난다

① 가, 나, 다 ② 가, 다 ③ 나, 라
④ 라 ⑤ 가, 나, 다, 라

• 상위운동신경원의 장애는 중추신경계의 장애이므로 근육이 경직되고 반사활동이 증가한다. 하위운동신경원 장애는 말초신경장애이므로 근육이 이완성마비를 보이며 반사활동반응이 저하된다.

09. 다음을 연결하시오.

가. 열쇠 같은 것을 사용하여 발꿈치로부터 발바닥의 둥근 부분까지를 옆을 따라 둥글게 긋는다.	① Babinski reflex
나. 손바닥을 밑으로 향하게 하여 복부에 올려놓고 팔목 위 3~5cm 위를 해머로 친다.	② Brudzinski's sign
다. 고관절과 무릎을 굴곡시킨 후 무릎을 펴면 장딴지의 통증이 있다.	③ Kernig's sign
라. 누운 상태에서 목을 굴곡시키면 다리의 굴곡이 나타난다.	④ 회요골근 반사
마. 팔꿈치 위를 해머로 가볍게 두드리면 팔꿈치가 신전된다.	⑤ 삼두근 반사

• Babinski reflex는 중추신경계 손상이 있을 때 발바닥을 날카로운 것으로 긁으면 부챗살처럼 발가락을 펴는 비정상반응이며, Kernig와 Brudzinski 징후는 뇌막염시 나타는 비정상반응으로 Kernig 징후는 고관절과 무릎을 굴곡시킨후 무릎을 펴면 장딴지의 통증이 있는 것이고 Brudzinski 징후는 누운 상태에서 목을 굴곡 시키면 다리의 굴곡이 나타나는 것이다. 요골근과 삼두근반사는 정상반응으로 팔꿈치와 손목을 해머로 치면 굴곡이 나타나는 것이다.

10. 신경학적 검사에 사용하는 기구들을 쓰시오.

① 반사활동 ______________________
② 미각 ______________________
③ 촉각 ______________________
④ 통각 ______________________
⑤ 근관절각도 ______________________
⑥ 악력 ______________________
⑦ 후각 ______________________
⑧ 이점 식별각 ______________________
⑨ 입체각 ______________________

▶정답 7①, 8③, 9 ①가, ②라, ③다, ④마, ⑤나

11. 다음은 정신상태를 검사하는 내용이다. 그 예를 들어 설명하시오.

① 지남력 ________________

② 최근 기억 ________________

③ 오래된 기억 ________________

④ 추상적 사고 ________________

⑤ 언어 ________________

12. 다음은 소뇌기능검사에 대한 설명이다. 맞는 것끼리 연결하시오.

가. 일직선을 따라 똑바로 걷는다.

나. 양손바닥을 무릎위에 놓고 앞·뒤로 빠르게 움직이도록 한다.

다. 엄지와 각 손가락을 하나씩 맞추어 본다.

라. 대상자는 검진자의 손가락을 맞춘 다음 자신의 코를 맞춘다.

마. 두 눈을 감거나 뜨고 양 팔을 벌리고 서 있다.

① Romberg test

② Heel to toe walking (tandem walking)

③ Alternating arm movement

④ Finger to thumb test

⑤ Finger to nose test

13. 다음 중 원시적 반사로 맞는 것은?

가. 파악 반사(grasping reflex)

나. 입술오므리기 반사(snout reflex)

다. 미간 반사(glabella reflex)

라. Babinski 반사

① 가, 나, 다　　② 가, 다　　③ 나, 라

④ 라　　⑤ 가, 나, 다, 라

• 신경계 기능퇴화로 인한 원시적 반사에는 파악반사, 입술오므리기 반사, 미간반응 반사가 있다 파악반사는 검진자가 대상자의 손바닥에 손가락을 가볍게 대면 잡으려고 하는 것이다. 입술오므리기 반사는 검진자가 대상자의 입술을 가볍게 두드리면 입술을 오므리는 것이다. 미간 반사는 반복적으로 대상자의 콧마루를 두드리면 계속적으로 눈 깜빡임이 나타나는 것이다. 바빈스키 반사는 날카로운 것으로 대상자의 발바닥을 발뒤꿈치부터 엄지발가락 쪽으로 측면을 따라 긁으면 정상은 족저굴곡이고, 비정상은 부채처럼 발바닥을 편다.

▶정답 12 가①, 나③, 다④, 라⑤, 마②, 13①

14. 육안적인 운동능력검사에서 정상 반응은?

① 롬버그 검사 양성
② 순서를 식별하는 능력
③ 상완의 근육강도 V
④ 1초 정도 한발로 서기
⑤ 이두근반사 +++

• 롬버그 검사, 순서 식별 능력, 상완의 근육강도, 1초 동안 한발로 서기는 모두 정상반응이고, 이두박근반사 +++는 반사기능이 항진되었음을 의미한다. 정상은 ++이다.

15. 대상자가 평소에 익숙한 전화벨소리를 인식하지 못한다면, 이는 무엇이라고 판단할 수 있는가?

① 실인증(agnosia)
② 실행증(ataxia)
③ 실어증(aphasia)
④ 실서증(agraphia)
⑤ 실독증(alexia)

• 실인증은 평소에 익숙한 감각기능을 상실하는 것이고, 실행증은 운동중추가 정상인데도 질문에 대해 행동수행을 하지 못하는 것이고, 실어증은 언어능력을 상실하는 것이다. 실서증은 글씨를 알아보지 못하는 것이고 실독증은 글씨를 읽지 못하는 것이다.

16. 신경학적 검사에서 뇌기능장애를 가장 민감하게 반영하는 지표는?

① 전반적 외양
② 의식수준
③ 언어양상
④ 뇌신경 검사
⑤ 소뇌기능 검사

• 위 검사가 모두 뇌기능을 반영하지만, 가장 민감한 것은 의식수준이다.

▶정답 14⑤, 15①, 16②

참고문헌

R1 김금순 외(2011). 신경계 중환자간호. 군자출판사

R2 김금순 외(2010). 건강사정. 군자출판사

R3 김주현 외(2008). 건강사정. 정담미디어

R4 김금순 외(2011). ACE 건강사정. 군자출판사

R5 임난영 외(2006). 알기 쉬운 해부생리(2th ed). 정담미디어